随身听中医传世经典系列

总主编◎裴颢

清·赖元福◎撰

赖氏脉案

中国健康传媒集团
中国医药科技出版社

图书在版编目（CIP）数据

赖氏脉案/（清）赖元福撰.— 北京：中国医药科
技出版社，2024.12
（随身听中医传世经典系列）
ISBN 978-7-5214-2975-6

Ⅰ.①赖… Ⅱ.①赖… Ⅲ.①脉诊—中医临床—经验—中国—
清代 Ⅳ.① R241.2

中国版本图书馆 CIP 数据核字（2022）第 023512 号

策划编辑　白　极　　美术编辑　陈君杞
责任编辑　于　娟　　版式设计　也　在

出版　**中国健康传媒集团**｜中国医药科技出版社
地址　北京市海淀区文慧园北路甲 22 号
邮编　100082
电话　发行：010-62227427　邮购：010-62236938
网址　www.cmstp.com
规格　880×1230mm $\frac{1}{64}$
印张　2 $\frac{3}{8}$
字数　78 千字
版次　2024 年 12 月第 1 版
印次　2024 年 12 月第 1 次印刷
印刷　北京金康利印刷有限公司
经销　全国各地新华书店
书号　ISBN 978-7-5214-2975-6
定价　**23.00 元**

获取新书信息、投稿、
为图书纠错，请扫码
联系我们。

版权所有　盗版必究
举报电话：010-62228771
本社图书如存在印装质量问题请与本社联系调换

内容提要

　　《赖氏脉案》，又名《碧云精舍医案》，为清代医家赖元福所撰，现存光绪三十二年抄本。原著分上、下两卷，上卷载脉案 90 则，下卷载脉案 113 则，详细记录了赖元福平素应诊的脉案。该书以内科杂病为主，兼录妇、儿、皮肤等科病案。内科杂病如咳血、下痢、腹痛、腹泻、淋浊、腰痛、痿证等，妇科如痛经、妊娠腹满、产后咳喘、子宫下坠、带下病等，儿科如疳积、血风疮等，皮肤科如流注溃脓、麻风肌麻、烂皮疔、疹痦、顽皮风等，病种丰富，医理简明，分析精炼，立法准确，处方严明，剂量妥当。

　　本书配有音频，可供中医临床、中西医结合工作者及广大中医药爱好者阅读诵读参考。

出版者的话

中医学是中华文明的瑰宝，是中国优秀传统文化的重要组成部分，传承发展中医药事业是适应时代发展要求的历史使命。《关于促进中医药传承创新发展的意见》指出：要"挖掘和传承中医药宝库中的精华精髓"，当"加强典籍研究利用"。"自古医家出经典"，凡历代卓有成就的医家，均是熟读经典、勤求古训者，他们深入钻研经典医籍，精思敏悟，勤于临证，融会贯通，创立新说，再通过他们各自的著作流传下来，给后人以启迪和借鉴。因此，经典医籍是经过了千百年来的临床实践证明，所承载的知识至今仍然是中医维护健康、防治疾病的准则，也是学习和研究中医学的必由门径。

中医传承当溯本求源，古为今用，继承是基础，应熟谙经典，除学习如《黄帝内经》《伤寒杂病论》等经典著作外，对后世历代名著也要进行泛览，择其善者而从之，如金元四家及明清诸家著作等，可扩大知识面，为临床打好基础。

然而中医典籍浩如烟海，为了帮助读者更好地"读经典做临床"，切实提高中医临床水平，我社特整理出版了《随身听中医传世经典系列》，所选书目涵盖了历代医家推崇、尊为必读的经典著作，同时侧重遴选了切于临床实用的著作。为方便读者随身携带，可随时随地诵读学习，特将本套丛书设计为口袋本，行格舒朗，层次分明，同时配有同步原文诵读音频二维码，可随时扫码听音频。本套丛书可作为中医药院校学生、中医药临床工作者以及广大中医药爱好者的案头必备参考书。

本次整理，力求原文准确，每种古籍均遴选精善底本，加以严谨校勘，若底本与校本有文字存疑之处，择善而从。整理原则如下。

（1）全书采用简体横排，加用标点符号。底本中的繁体字、异体字径改为规范简体字，古字以今字律齐。凡古籍中所见"右药""右件""左药"等字样中，"右"均改为"上"，"左"均改为"下"。

（2）凡底本、校本中有明显的错字、讹字，经校勘无误后予以径改，不再出注。

（3）古籍中出现的中医专用名词术语规范为现代通用名。如"藏府"改为"脏腑"，"旋复花"改为"旋覆花"等。

（4）凡方药中涉及国家禁猎及保护动物（如虎骨、羚羊角等）之处，为保持古籍原貌，未予改动。但在临床应用时，应使用相关代用品。

希望本丛书的出版，能够为读者便于诵读医籍经典、切于临床实用提供强有力的支持，帮助读者学有所得、学有所成，真正起到"读经典，做临床，提疗效"的作用，为中医药的传承贡献力量。由于时间仓促，书中难免存在不足之处，亟盼广大读者提出宝贵意见，以便今后修订完善。

中国医药科技出版社

2022 年 3 月

目　录

上　卷

下　卷

上 卷

一、腹痛下痢

周左　脘痛胀满，愈发愈甚，已经年余，腹痛下痢，里急不爽，姑以和中调气为法。

川楝皮三钱　延胡索一钱五分　制香附三钱　淡吴萸四分
制半夏一钱五分　新会皮一钱五分　沉香片四分　焦白芍三钱
子芩炭三钱

加煨木香五分，后入，砂仁壳六分。

脘痛胀满、腹痛便泄较前均减，按脉沉细。此由肝脾未协，运行失司所致，再以和中理气为法。

炒於术一钱五分　淡吴萸四分　煨益智二钱　制香附三钱　新会皮一钱五分　制半夏一钱五分　焦枳壳一钱五分
川楝肉三钱　元胡索一钱五分

加白蔻仁四分，后入，鲜佛手一钱五分。

二、腹膨脘胀

张右　腹膨脘胀，结瘕攻痛，里热形瘦，肝脾不和，恐延童怯，须善理之。

焦冬术一钱五分　茯苓皮四钱　新会皮一钱五分　法半夏一钱五分　淡吴萸四分　煨益智一钱五分　制香附三钱　沉香屑四分　焦枳壳一钱五分

加广木香后入，四分，砂仁壳四分。

腹满脘胀、结瘕攻痛较前皆松，里热亦淡，按脉沉细。肝脾未协，再拟疏和。

炒於术钱半　云茯苓三钱　扁豆皮炒，三钱　新会皮钱半　法半夏钱半　制香附打，三钱　淡吴萸四分　煨益智钱半　香橼皮二钱

加砂仁壳四分，官桂四分。

三、舌裂疳腐

陆左　寒热面浮已退，咳呛便泄并减，口舌碎

裂痈腐，按脉沉细而数。再当和中保肺、降气化痰为法。

生於术一钱五分　云茯苓三钱　扁豆皮炒，三钱粉橘络一钱五分　带皮杏仁三钱　真川贝一钱五分　焦白芍三钱御米壳炒，三钱　诃子皮炒，二钱

加凤凰衣一钱，淡竹叶一钱五分。

四、产后咳呛纳呆

陆右　产后咳呛气逆，脘满嘈杂，纳呆，形寒身热，按脉沉细。此由营虚卫薄，肺气上逆所致，恐延蓐劳，慎之。

北沙参米炒，三钱　杜苏子三钱　软白薇一钱五分粉前胡一钱五分　新会皮一钱五分　白杏仁三钱　真川贝一钱五分白茯苓四钱　炙甘草三分

加榧子肉七粒，淮麦四钱。

五、发热足肿

王左　两足酸痛，至晚欲肿，里热骨蒸，咳呛痰薄，先宜和中理肺为治。

南沙参三钱　川石斛三钱　云茯苓三钱　新会皮一钱五分　法半夏一钱五分　枳壳一钱五分　杏仁三钱　川贝一钱五分　通草四分

加炒竹茹一钱五分，钩藤后入，三钱。

六、寒热脘满

王右　寒热复作，脘满纳呆，面浮足肿，背脊酸痛，姑以和中渗湿为法。

川石斛三钱　茯苓皮四钱　扁豆皮炒，三钱　新会皮一钱五分　法半夏一钱五分　制朴花一钱　香橼皮一钱五分　大腹皮三钱　制香附三钱

加砂仁壳五分，官桂四分。

七、脘痛胀满

陶左　脘痛胀满，泛恶纳呆，面浮足肿，姑以疏和。

川楝子三钱　延胡索二钱　淡吴萸四分　制香附打，三钱　新会皮一钱五分　制半夏一钱五分　炒枳壳一钱五分　沉香片四分　绿萼梅八分

加白蔻仁后入，四分，官桂四分。

脘痛、呕恶、结痞皆松，面浮渐退；足肿里热，按脉沉弦。此由肝脾未协，运行失职所致，再以疏和为治。

川石斛三钱　辰茯神四钱　新会皮一钱五分　法半夏一钱五分　淡吴萸四分　沉香曲二钱　广木香四分　茯苓皮四钱　香橼皮二钱

加白蔻仁后入，四分，官桂六分。

八、脘腹胀痛

金左　脘腹胀满，攻痛脉弦，形寒里热，姑以疏中理气为法。

川楝肉三钱　元胡索二钱　制香附打，三钱　制半夏一钱五分　淡吴萸四分　新会皮一钱五分　沉香片四分　广木香四分　焦蒌皮三钱

加白蔻仁后入，四分，官桂四分。

脘痛胀满、寒热并除，便艰不爽，再当和脾健胃为法。

川石斛三钱　白茯苓三钱　新会皮一钱五分　法半夏一钱五分　制香附打，三钱　绿萼梅八分　沉香屑四分　川郁金一钱　广木香四分

加砂仁壳四分，玫瑰花三朵。

九、腹痛便结

杨右　脘痛胀满，气攻作痛，便结不通，按脉

沉弦。此由肝脾失统，营液暗耗，无以润泽所致，姑以和中通瘀为治。

金石斛三钱　辰茯神四钱　扁豆皮炒，三钱　火麻仁打，四钱　柏子仁三钱　郁李仁打，三钱　光杏仁三钱　燀桃仁打，三钱　枸橘李二钱

加路路通三枚，爆竹叶一钱五分。

肠痹欲解不通，脘腹胀满，气攻尤甚。此由湿温阻气，气郁化火，营液暗耗，幽门枯涸，姑以和阴润燥以代通幽。

酒炒生地四钱　泡淡苁蓉三钱　油当归身三钱　原红花六分　燀桃仁打，三钱　火麻仁打，三钱　郁李仁打，三钱　瓜蒌仁打，三钱　白杏仁三钱　元明粉三钱，合打

加秋梨皮五钱，路路通三枚。

一〇、湿邪蕴热

张左　灼热无汗，脘闷纳呆，便泄溲黄，湿邪蕴热，内干肺胃，咳呛脉数，姑以清解。

香青蒿一钱五分　广藿香一钱五分　软白薇一钱五分

粉前胡一钱五分　新会皮一钱五分　仙半夏一钱五分　真川贝一钱五分　甜杏仁三钱，带皮　方通草四分

加荷梗尺许，钩藤三钱，后入。

一一、痛经下痢

张右　月事不调，临行腹痛，腰酸带下，近兼下痢，瀄瀄不爽，姑以和中分利为法。

香连丸六分　子芩炭一钱五分　焦白芍三钱　制香附三钱　焦山楂三钱　带皮苓三钱　范志曲三钱　制朴花一钱　台乌药三钱

加北艾炭六分，焙荷蒂五枚。

一二、腹胀便溏

陈左　腹满作胀渐松，惟便溏溺赤，再以和脾理气为法。

炒於术一钱五分　扁豆皮炒三钱　茯苓皮四钱　新会皮一钱五分　大腹皮三钱　焦楂皮三钱　制香附三钱　焦白

芍_{三钱} 炒车前_{三钱}

加砂仁壳_{四分}，焙荷蒂_{三枚}。

腹满颇松，脘胀亦减，脉来沉细，再以和脾化湿为法。

焦於术_{一钱五分} 云茯苓_{四钱} 扁豆皮_{炒，三钱} 新会皮_{一钱五分} 焦枳壳_{一钱五分} 制香附_{三钱} 粉猪苓_{二钱} 炒泽泻_{三钱} 炒车前_{三钱}

加白蔻仁_{后入，四分}，广木香_{四分}。

一三、肠风便溏

杨左　肠风便溏并减，眩晕头痛渐定，按脉沉弦，再以柔肝息风为法。

炒於术_{一钱五分} 香附炭_{三钱} 焦白芍_{三钱} 焦地榆_{三钱} 炒槐米_{三钱} 焦赤曲_{三钱} 椿根皮_{三钱} 地菊炭_{二钱} 辰茯神_{三钱}

加荷边_{二角}，侧柏炭_{三钱}。

芍 三钱　炒车前 三钱

加砂仁壳 四分，焙荷蒂 三枚。

腹满颇松，脘胀亦减，脉来沉细，再以和脾化湿为法。

焦於术 一钱五分　云茯苓 四钱　扁豆皮 炒，三钱　新会皮 一钱五分　焦枳壳 一钱五分　制香附 三钱　粉猪苓 二钱　炒泽泻 三钱　炒车前 三钱

加白蔻仁 后入，四分，广木香 四分。

一三、肠风便溏

杨左　肠风便溏并减，眩晕头痛渐定，按脉沉弦，再以柔肝息风为法。

炒於术 一钱五分　香附炭 三钱　焦白芍 三钱　焦地榆 三钱　炒槐米 三钱　焦赤曲 三钱　椿根皮 三钱　地菊炭 二钱　辰茯神 三钱

加荷边 二角，侧柏炭 三钱。

一四、腹痛腹泻

杨右　脘满纳呆，腹痛泄泻，久而不已，姑以疏和为法。

炒於术一钱五分　云茯苓三钱　扁豆皮三钱　新会皮一钱五分　制香附三钱　焦赤曲三钱　御米壳三钱　诃子皮二钱　炮姜炭四分

加煨木香后入，四分，石莲肉四钱。

一五、肿胀气逆

顾左　肿胀颇退，气逆渐平，按脉沉细，姑以疏降。

炙桑皮三钱　茯苓皮三钱　新会皮一钱五分　大腹皮三钱　香橼皮二钱　焦枳壳一钱五分　杜苏子三钱　甜葶苈三钱　冬瓜子三钱

加砂仁壳四分，官桂六分。

腹满脘胀、结痞皆松，里热溺黄。湿邪阻气，再以疏和。

焦冬术一钱五分　茯苓皮三钱　新会皮一钱五分　制香附三钱　煨益智二钱　淡吴萸四分　川石斛三钱　东白芍三钱　炙甘草三分

加淡竹■十一钱五分，七香饼二钱。

一六、脘胀腹痞

蒋右　脘胀已松，胞胕渐收，按脉沉数。肝脾未协，再拟疏和。

生於术一钱五分　云茯苓三钱　炙甘草三分　炒柴胡四分　炒当归三钱　焦白芍三钱　制香附三钱　香橼皮二钱　新会皮一钱五分

加白蔻仁四分，后入，乌贼骨四钱。

胞胕已收，脘胀亦松，少腹结痞，再和肝脾。

炒於术一钱五分　辰茯神三钱　炙甘草三分　炒柴胡六分　炒当归三钱　焦白芍三钱　制香附三钱，打　广木香四分　台乌药三钱

加玫瑰花三朵，鲜佛手一钱五分。

一七、咳逆吐红

沙左　失音、吐红、胁痛皆止，咳呛气逆减而未除，再以和胃理肺为治。

北沙参米炒，三钱　川石斛三钱　云茯苓三钱　新会皮一钱五分　法半夏一钱五分　甜杏仁打，三钱　真川贝一钱五分　杜苏子三钱　海浮石四钱

加银杏肉，炒竹茹。

吐红、胁痛并愈，气逆、失音亦清，咳呛痰黏，再以清降。

北沙参米炒，三钱　炙桑皮三钱　云茯苓四钱　新会皮一钱五分　甜杏仁三钱　真川贝一钱五分　冬瓜子三钱　肥知母三钱　广郁金一钱

加凤凰衣一钱，银杏肉打，三钱。

一八、咳逆吐红

陈左　咳呛气逆、吐红屡发，里热形瘦，按脉

沉数。此由开肺络伤，络血上溢所致，姑以和中理气为法。

旋覆花^包，一钱五分 煅代赭^{四钱} 杜苏子^{三钱} 白杏仁^{三钱} 真川贝^{一钱五分} 茜草根^{炒，三钱} 怀膝炭^{三钱} 川郁金^{一钱} 辰茯神^{三钱}

加藕节炭^{四钱}，银杏肉^{三钱}。

吐红得止，咳逆渐平，里热形瘦，按脉沉数。虚火燥金，肺失清肃，再以和中保肺为法。

北沙参^{三钱} 炙桑皮^{三钱} 云茯苓^{四钱} 新会皮^{一钱五分} 仙半夏^{一钱五分} 甜杏仁^{三钱} 真川贝^{一钱五分} 款冬花^{一钱五分} 冬瓜子^{三钱}

加银杏肉^{三钱}，凤凰衣^{八分}。

一九、腹满便溏

鲍左　腹满结痞，形瘦肉削，里热骨蒸，便溏溺少。症属疳疴，难以调复。

生於术^{一钱五分} 茯苓皮^{四钱} 扁豆皮^{炒，三钱} 新会皮^{一钱五分} 法半夏^{一钱五分} 制香附^{三钱} 焦白芍^{三钱}

全瓜蒌三钱　大腹皮三钱

加煨木香后入，四分，官桂四分。

劳倦伤气，脘满纳呆，腹痛下痢，姑以疏和。

炒於术一钱五分　白茯苓三钱　新会皮一钱五分　制香附三钱　霞天曲炒，一钱五分　焦枳壳一钱五分　大腹皮三钱广藿香一钱五分　香青蒿一钱五分

加煨木香后入，四分，砂仁壳四分。

二〇、寒热脘痞

杨左　寒热往来，时甚时轻，久而不已，兼之梅核膈吐咽不舒，结痞攻痛，脘胀脉弦，姑以和中祛邪为法。

川桂枝四分　东白芍三钱　炙甘草三分　新会皮一钱五分　制半夏一钱五分　白杏仁三钱　真川贝一钱五分辰茯神四钱　川郁金一钱

加砂仁壳四分，七香饼二钱。

前拟和中理肺之法，服之诸恙向安，按脉沉细，再拟和脾调中为法。

嫩西芪三钱　防风根一钱五分，同炒　炒於术一钱五分
辰茯神四钱　新会皮一钱五分　法半夏一钱五分　炒枳
壳一钱五分　炰白芍三钱　炙甘草三分

加砂仁壳四分，淮小麦三钱。

二一、咳呛吐红

俞左　气屏络伤，咳呛痰沫，时欲气急，吐红
屡发，胃纳呆钝，里热溺赤，按脉沉细，姑以和中
降气为治。

南沙参三钱　旋覆花包，一钱五分　煅代赭石四钱　杜
苏子三钱　新绛屑六分　怀膝炭二钱　茜草根炒，三钱　真
川贝一钱五分　白杏仁三钱

加银杏刍三钱，藕节炭四钱。

咳呛气逆、胁痛均减，失血现止，再以疏降。

炒潞党二钱　杜苏子三钱　肥石蚕一钱五分　新会
皮一钱五分　白杏仁三钱　真川贝一钱五分　款冬花一钱五分
云茯苓四钱　冬瓜子三钱

加广木香六分，银杏肉三钱。

寒热脘满、头疼眩晕较前均减，神疲肢软。湿邪未楚，再以疏和。

炒潞党一钱五分　带叶苏梗一钱五分　粉前胡一钱五分　新会皮一钱五分　法半夏一钱五分　焦枳壳一钱五分　制小朴八分　大腹皮三钱　朱滑石四钱

加砂仁壳四分，荷叶一角。

二二、咳逆吐红

庄右　咳呛气逆，月事先期，甚则逆行，呕恶吐红，按脉弦数。此由肝阳上逆，肺失下降所致，姑以疏中降气为法。

杜苏子三钱　炙桑皮三钱　地骨皮三钱　肥知母三钱　白杏仁三钱　真川贝一钱五分　茜草根炒，三钱　怀膝炭三钱　白石英煅，三钱

加凤凰衣一钱，藕节炭四钱。

吐红得止，咳呛气逆、呕恶均减，中脘隐痛时甚时轻，按脉沉弦。先宜疏肝和胃、理肺降气为治。

沉香片四分　金铃子三钱　元胡索二钱　制香附三钱

新会皮一钱五分　制半夏一钱五分　焦枳壳一钱五分　白杏仁四钱　真川贝一钱五分

加川郁金一钱，玫瑰花三朵。

咳呛气逆、吐红复发，按脉沉数。木火刑金，金肺失清肃。再以和中理肺为法。

南沙参三钱　桑白皮二钱　白杏仁三钱　真川贝一钱五分　海浮石三钱　肥知母三钱　生蛤壳四钱　生米仁四钱　粉甘草三分

加活芦根一两，参三七六分。

二三、咳喘痰黏

徐左　咳呛喘逆较前稍愈，痰黏不爽，按脉沉细，手振肢㑊。再以和中理肺为法。

炒潞党一钱五分　生於术一钱五分　云茯苓四钱　新会皮一钱五分　法半夏一钱五分　杜苏子三钱　白杏仁三钱　真川贝一钱五分　冬瓜子三钱

加银杏肉三钱，凤凰衣八分。

寒热得止，脘满亦松，肩髃酸痛，渐能伸屈，惟咳呛痰黏。再以和中理肺为法。

南沙参三钱　杜苏子三钱　粉前胡一钱五分　新会皮一钱五分　白杏仁三钱　真川贝一钱五分　白茯苓四钱款冬花一钱五分　川郁金一钱

加丝瓜络三寸，银杏肉三钱。

诸恙渐安，惟咳呛未除，按脉沉细，再以和中理肺。

北沙参三钱　桑白皮二钱　云茯苓三钱　新会皮一钱五分甜杏仁三钱　真川贝一钱五分　川郁金一钱五分　嫩钩藤三钱方通草三分

加丝瓜络三寸，嫩桑梗四钱，酒炒。

诸恙均安，惟咳呛气机未舒，按脉沉数，再以和中降气为治。

炒潞党一钱五分　杜苏子三钱　云茯苓三钱　新会皮一钱五分　甜杏仁三钱　真川贝一钱五分　海浮石三钱款冬花一钱五分　粉前胡二钱

加钩藤后入，三钱，白果肉三钱。

二四、咳呛下痢

朱左　病久原虚，咳呛痰沫，近兼腹痛，下痢色红，里急不爽，里热纳呆，姑以和中保肺为法。

北沙参三钱，米炒　生於术一钱五分　云茯苓四钱　新会反一钱五分　制香附三钱　子芩炭一钱五分　焦白芍三钱　炒车前三钱　炙甘草三分

加煨木香后入，四分，银杏肉三钱。

阴疟以来腹膨作痛，下痢不爽，疟母攻动，姑以和中理气为法。

炒於术一钱五分　淡吴黄四分　煨益智二钱　新会皮一钱五分　制半夏一钱五分　制香附三钱　焦枳壳一钱五分　广木香四分　大腹皮三钱

加南楂炭三钱，白蔻仁四分，后入。

二五、脘胀结痞

吴右　左边结痞，时欲攻动痛，胸脘膜胀，胃

纳呆钝，泛恶频频，按脉弦数，肝脾不和所致，姑以疏中理气为法。

焦冬术一钱五分　淡吴萸四分　煨益智一钱五分　制香附三钱　新会皮一钱五分　制半夏一钱五分　广木香四分　乌拉草八分　川郁金一钱

加七香饼二钱，炒竹茹二钱。

脘胀、结瘀皆松，里热形黄，脉数，月事不转，治宜兼顾。

川楝肉三钱　元胡索一钱五分　制香附三钱　炒当归三钱　焦白芍三钱　白川芎一钱五分　南楂炭三钱　广木香四分　新会皮一钱五分

加砂仁壳四分，鲜佛手一钱五分。

二六、咳呛痰沫

杨右　咳呛经久，呕恶痰沫，月事不转，迄今五月，姑以和中理肺为治。

南沙参三钱　炙桑皮三钱　云茯神四钱　新会皮一钱五分　白杏仁三钱　真川贝一钱五分　炒枳壳一钱五分

方通草四分　粉前胡一钱五分

加炒竹茹一钱五分，鲜佛手一钱五分。

脉数经停，呕恶咳呛、心悸均减，再以和中理肺为治。

北沙参三钱，米炒　川石斛三钱　白茯神辰炒，拌，三钱
新会皮一钱五分　炙远志一钱五分　柏子仁三钱　光杏仁三钱
炒白术一钱五分　炒子芩一钱五分

加淡竹叶一钱五分，辰灯心五扎。

二七、咳逆喑哑

丁左　咳呛气逆，喑哑胁痛，左胁结痞，按脉沉弦。此由劳倦伤气，肺气上逆所致，姑以和中降气为法。

嫩西芪炒，二钱　防风梗一钱五分，同炒　生白
术一钱五分　云茯苓四钱　新会皮一钱五分　甜杏仁三钱
川贝母一钱五分　冬瓜子三钱　款冬花一钱五分

加凤凰衣一钱，净蝉衣一钱五分。

咳逆、胁痛、音哑并愈，盗汗亦止，惟脘胀未

舒，纳呆脉弦，再以和中健胃为法。

炒於术一钱五分　云茯苓四钱　新会皮一钱五分　仙半夏一钱五分　白杏仁三钱　川贝母一钱五分　炒枳壳一钱五分　全瓜蒌四钱　炒谷芽四钱

加砂仁壳四分，玫瑰花三朵。

二八、肾不纳气

宋左　咳呛喘逆，嗳气纳呆。此由中气内亏，肺气失降，肾气上浮所致，姑以和中纳气为法。

炒潞党一钱五分　真坎炁酒洗，一钱　菟丝饼三钱　沙苑子三钱　怀牛膝炒，三钱　白茯苓四钱　新会皮一钱五分　冬瓜子三钱　真川贝一钱五分

加带皮杏仁三钱，凤凰衣一钱。

咳呛喘逆、嗳气均减，按脉沉细，形瘦畏寒。中气尚亏，脾不输津，摄纳无权所致，再以培中摄纳。

炒潞党二钱　真坎炁酒洗，一钱　白石英煅，三钱　沙苑子三钱　菟丝饼三钱　怀牛膝炒，三钱　云茯苓四钱　新

会皮一钱五分 真川贝一钱五分

加凤凰衣一钱，银杏肉三钱。

二九、咳逆胁痛

杨左 咳呛气逆、胁痛均减，泛恶亦止，按脉沉数，再以清金制木为法。

北沙参米炒，三钱 川石斛三钱 云茯苓四钱 新会皮一钱五分 法半夏一钱五分 白杏仁三钱 川贝母一钱五分 海浮石四钱 粉甘草三分

加凤凰衣一钱，炒竹茹一钱五分。

三〇、疟母攻痛

杨左 疟母攻痛，脘腹胀满愈发愈甚，按脉沉弦。当从肝脾疏和，否则恐成单腹，慎之。

焦冬术一钱五分 焦枳实一钱五分 法半夏一钱五分 新会皮一钱五分 炒小朴一钱 花槟榔一钱五分 广木香四分 香橼皮二钱 大腹皮三钱

加白蔻仁^{后入，四分}，官桂^{四分}。

三一、咳逆吐红

张左　咳呛气逆，吐红复发，按脉沉弦。此由肝阳上逆，肺失下降所致，姑以和中降气为法。

杜苏子^{三钱}　紫降香^{五分}　茜草根^{三钱，炒}　怀膝炭^{三钱}　白杏仁^{三钱}　川贝母^{一钱五分}　川郁金^{一钱}　辰茯神^{四钱}　墨旱莲^{三钱}

加藕节炭^{四钱}，参三七^{六分}。

咳呛气逆、吐红复发，按脉沉细。此由肝阳上逆，肺失清肃，姑以降气化瘀为治。

南沙参^{三钱}　杜苏子^{三钱}　茜草根^{三钱}　怀膝炭^{三钱}　川郁金^{一钱}　白杏仁^{三钱}　真川贝^{一钱五分}　辰茯神^{三钱}　生白芍^{三钱}

加辰灯心^{五扎}，参三七^{四分}。

四肢酸痛，逢骱尤甚，已经三月有余，姑以渗湿通络为法。

补骨脂^{三钱，盐水炒}　炒杜仲^{三钱}　炒川断^{二钱}　怀牛膝^{炒，二钱}　秦艽肉^{一钱五分}　宣木瓜^{二钱}　鸟不宿^{三钱}　原红花^{六分}　全当归^{三钱}

加络石藤^{三钱}，梧桐梗^{四钱，湿炒}。

症情颇逸，咳呛喘逆较前颇减，按脉沉细，再以和中理肺、降气化痰为法。

炒潞党^{一钱五分}　杜苏子^{三钱}　新会皮^{一钱五分}　白杏仁^{三钱}　真川贝^{一钱五分}　白茯苓^{四钱}　冬瓜子^{三钱}　款冬花^{一钱五分}　白石英^{煅，三钱}

加凤凰衣^{一钱}，银杏肉^{三钱}。

三二、咳喘腹痛

陈左　气喘得平，少腹隐痛较前颇痉，按脉沉弦，再以疏肝通气为治。

川楝子^{三钱}　元胡索^{一钱五分}　淡吴萸^{四分}　广木香^{四分}　制香附^{三钱}　新会皮^{一钱五分}　沉香片^{四分}　川郁金^{一钱}　制朴花^{八分}

加白蔻仁^{后入，四分}，鲜佛手^{一钱五分}。

诸恙均安，惟咳呛、少腹隐痛减而未已，按脉沉数，再以和中理肺为法。

北沙参_{三钱，米炒}　川石斛_{三钱}　云茯苓_{三钱}　新会皮_{一钱五分}　仙半夏_{一钱五分}　甜杏仁_{三钱}　真川贝_{一钱五分}　川郁金_{一钱}　广木香_{四分}

加玫瑰花_{三朵}，八月札_{一钱五分}。

三三、咳呛痰黏

祖左　环跳疽溃久不敛，又兼咳呛痰黏，气机不舒，按脉涩数。此由真阴内亏，虚火燥金所致，姑以和中理肺、养营通络为法。

炒潞党_{一钱五分}　杜苏子_{三钱}　新会皮_{一钱五分}　甜杏仁_{三钱}　真川贝_{一钱五分}　云茯苓_{三钱}　款冬花_{一钱五分}　冬瓜子_{三钱}　秦艽肉_{一钱五分}

加丝瓜络_{三寸}，凤凰衣_{八分}。

咳呛气逆较前渐减，里热溺赤，按脉沉数。此由中气内亏，浊痰阻气，肺气上逆所致，再以和中降气为治。

炒潞党_{三钱}　旋覆花_{包，一钱五分}　煅代赭_{三钱}　杜苏

子三钱　新会皮一钱五分　云茯苓三钱　怀牛膝三钱　真川贝一钱五分　甜杏仁三钱

　　加沉香屑四分，银杏肉三钱。

　　症情渐逸，咳逆亦平，里热胃呆，按脉沉数。此由中虚脾不输运，肺失清肃所致，再以和胃理肺为法。

　　北沙参三钱，米炒　川石斛三钱　云茯苓三钱　新会皮一钱五分　仙半夏一钱五分　甜杏仁三钱　真川贝一钱五分　炒谷芽三钱　火麻仁四钱，打

　　加鲜佛手一钱五分，川郁金一钱。

三四、咳逆便泄

　　沈右　咳呛痰沫、气逆呕恶、腹痛便泄较前均减，里热形瘦，月事不转，按脉沉数，姑以和卫理肺为法。

　　真西芪三钱　防风梗一钱五分　炒白术一钱五分　扁豆皮三钱　新会皮一钱五分　甜杏仁三钱　真川贝一钱五分　款冬花一钱五分　云茯苓三钱

加银杏肉三钱，淮小麦三钱。

腹痛泄泻、呕恶皆止，咳呛痰黏，里热盗汗，月事不转，再以和中保肺为法。

真西芪三钱　防风梗一钱五分，同炒　炒白术一钱五分　云茯苓三钱　新会皮一钱五分　仙半夏一钱五分　甜杏仁三钱　真川贝一钱五分　款冬花一钱五分

加银杏肉三钱，鲜佛手一钱五分。

三五、脘胀便溏

查左　阴疟以来，脘胀腹膨，便溏溺赤，咳呛气急，右手酸痛，举动不舒，姑以疏中通络为法。

嫩西芪三钱　防风梗一钱五分　炒白术一钱五分　云茯苓四钱　新会皮一钱五分　仙半夏一钱五分　焦白芍三钱　制香附三钱　扁豆皮炒，三钱

加煨木香后入，四分，砂仁壳四分。

脘胀腹膨、结瘕皆松，咳呛气逆、盗汗亦减，便溏脉弦，再以和卫调中为法。

西绵芪三钱　防风梗一钱五分，同炒　生於术一钱五分

云茯苓^{四钱}　新会皮^{一钱五分}　法半夏^{一钱五分}　炒枳壳^{一钱五分}　沉香屑^{四分}　广木香^{四分}

加丝瓜络^{三寸}，淮麦^{三钱}。

三六、气喘痰黏

吴左　气喘有年，愈发愈密，痰黏不爽，按脉沉数。此由中虚挟湿，浊痰阻气，肺气失宣所致，姑以和降。

炒潞党^{一钱五分}　旋覆花^{包，一钱五分}　煅代赭^{四钱}　杜苏子^{三钱}　新会皮^{一钱五分}　法半夏^{一钱五分}　光杏仁^{三钱}　川贝母^{一钱五分}　云茯苓^{四钱}

加沉香片^{四分}，银杏肉^{三钱}。

三七、阴疟脘胀

吴左　阴疟以来，疟母攻痛，脘胀胁痛，咳呛痰黏，按脉沉细。此由肝脾不和，虚火烁金所致，姑以和中理肺为法。

北沙参三钱，米炒　川石斛三钱　云茯苓四钱　杜苏子三钱　白杏仁三钱　真川贝一钱五分　新会皮一钱五分　沉香屑四分　全瓜蒌三钱

加砂仁壳四分，炒竹茹一钱五分。

阴疟截早，脘胀结痞，里热纳呆，形黄溲赤，按脉沉数。此由湿郁阻气，分清失司，姑以和中渗湿为法。

川石斛三钱　带皮苓三钱　粉猪苓三钱　炒泽泻三钱　新会皮一钱五分　法半夏一钱五分　焦枳壳一钱五分　大腹皮三钱　广木香四分

加砂仁壳四分，荷叶一角。

腹膨作胀，结痞攻痛，里热形瘦，便溏带红，按脉沉弦，姑以和中调营为法。

炒於术一钱五分　香附炭三钱　黑地榆三钱　炒槐米三钱　焦赤曲三钱　制半夏一钱五分　新会皮　椿根皮　卷柏炭

加煨木香后入，四分，红枣三枚。

三八、阴疟腹膨

何左　阴疟发病，腹膨作胀，气攻欲痛，溺赤形黄，湿郁阻气，渐成疟臌，姑以疏和。

焦冬术一钱五分　淡吴萸四分　煨益智一钱五分　制半夏一钱五分　新会皮一钱五分　焦枳壳一钱五分　香橼皮二钱　大腹皮三钱　茯苓皮四钱

加沉香片四分，水姜皮二片。

脘胀膜膨、攻痛皆松，形黄渐退，按脉沉细。虚中挟湿，湿郁阻气，脾不输运，再以和中抑木为法。

炒於术一钱五分　茯苓皮炒，三钱　扁豆皮炒，三钱　新会皮一钱五分　香橼皮二钱　焦薆皮三钱　炒枳壳一钱五分　淡吴萸四分　煨益智一钱五分

加白蔻仁四分，官桂四分。

三九、寒热往来

蒋左　寒热类疟，头疼脘闷，周身酸痛，姑以和解。

广藿一钱五分　青蒿一钱五分　兰草一钱五分　新会皮一钱五分　法半夏一钱五分　炒枳壳一钱五分　炒小朴一钱　带皮苓四钱　朱滑石四钱

加青木香五分，白蔻仁四分。

类疟头疼、骨楚并愈，脘满纳呆，再以和胃疏中为法。

川石斛三钱　白茯苓三钱　新会皮一钱五分　法半夏一钱五分　炒枳壳一钱五分　焦楂皮三钱　沉香片四分　川郁金一钱　方通草四分

加鲜佛手一钱五分，荷梗尺许。

四〇、疟母肿胀

柳左　疟后失调，腹膨足肿，囊胀形黄，疟母攻动。姑以和脾渗湿、疏肝理气为法。

炒冬术一钱五分 淡吴萸四分 煨益智一钱五分 制香附三钱 新会皮一钱五分 制半夏一钱五分 制朴花一钱 炒枳壳一钱五分 广木香四分

加白蔻仁四分，官桂六分。

足肿囊胀稍瘥，惟疟母仍然攻动，脘腹膨胀，气机不舒，按脉沉濡，再以和中理气为法。

焦白术一钱五分 新会皮一钱五分 瓜蒌皮二钱 香橼皮二钱 枸橘李一钱五分 制香附三钱 焦枳壳一钱五分 冬瓜皮二钱 川郁金一钱

加阳春砂四分，路路通三枚。

四一、疟后腹膨

戴左 疟后腹膨，按之如鼓，胀满纳呆，按脉沉弦，姑以和脾疏肝为治。

焦冬术一钱五分 淡吴萸四分 煨益智一钱五分 大腹皮三钱 制香附四钱 新会皮一钱五分 制半夏一钱五分 焦瓜蒌三钱 焦枳壳一钱五分 茯苓皮一钱五分 香橼皮二钱

制朴花八分

加白蔻仁后入，四分，官桂四分。

腹满作胀，渐次下行，便结未通，溲溺短少，按脉沉数，湿郁阻气，气化不宣，再以疏中通腑为法。

生於术一钱五分　茯苓皮四钱　新会皮一钱五分　香橼皮二钱　焦蒌皮三钱　大腹皮三钱　火麻仁三钱　郁李仁三钱　白杏仁三钱

加沉香屑四分，广木香四分。

四二、脘满纳呆

任左　脱力伤气，气虚挟湿，以致脘满纳呆，神疲肢软，溺黄脉数，姑以疏中渗湿为法。

川石斛三钱　带皮苓二钱　粉猪苓二钱　炒泽泻三钱　新会皮一钱五分　法半夏一钱五分　炒米仁四钱　焦枳壳一钱五分　朱滑石四钱

加砂仁壳四分，荷梗尺许。

脘胀已松，胃纳渐醒，按脉沉细，再以疏和。

川石斛三钱　辰茯神三钱　新会皮一钱五分　法半夏一钱　焦枳壳一钱五分　大腹皮三钱　香橼皮　广木香　沉香屑

加白蔻仁四分，玫瑰花三朵。

四三、淋浊经久

金左　淋浊经久，溲溺不爽，按脉沉数。湿邪阻气，分清失司，姑以和中分利为法。

川石斛三钱　带皮苓三钱　粉猪苓三钱　炒泽泻三钱　新会皮一钱五分　川草薢三钱　炒米仁三钱　方通草五分　甘草梢五分

加淡竹叶一钱五分，辰灯心五扎。

淋浊较前颇痊，溲溺屏痛亦松，按脉沉数。湿郁阻气，分清失职，再以和降渗湿为法。

细生地四钱　炒丹皮一钱五分　炒泽泻三钱　川草薢三钱　益智仁三钱　怀山药三钱　赤茯苓三钱　川石斛三钱　朱滑石三钱

加石韦二钱，甘草梢五分。

四四、赤淋日久

沈右　赤淋滴点，不爽而痛，已经三月余，月事从此不转，按脉沉数。此由湿热伤阴，分清失司所致，姑以和阴清热为治。

细生地四钱　小蓟炭三钱　蒲黄炭三钱，包　黑山栀一钱五分　炒丹皮一钱五分　梗通草六分　朱滑石四钱　参三七六分　甘草梢五分

加藕节炭四钱，血余炭包，三钱。

赤淋屏痛较前已松，按脉沉细，再以和营清泄为法。

原地炭四钱　黑归身三钱　焦白芍三钱　白川芎一钱　炒阿胶一钱五分　北艾炭一钱　小蓟炭三钱　蒲黄炭三钱　甘草梢五分

加藕节炭四钱，血余炭包，三钱。

四五、脘胀结痞

高左　劳伤肝脾，脘胀结痞，形瘦里热，纳呆脉弦，姑以和中理气为法。

焦冬术一钱五分　淡吴萸四分　煨木香一钱五分　新会皮一钱五分　制半夏一钱五分　焦枳壳一钱五分　大腹皮三钱　川石斛三钱　白茯苓三钱

加茅花包，一钱五分，参三七四分。

四六、咳逆痰沫

高左　咳呛气逆，痰沫不爽，形寒微热，已经有年，姑以疏降涤痰为法。

炒潞党一钱五分　旋覆花包，一钱五分　煅代赭四钱　杜苏子三钱　粉前胡一钱五分　新会皮一钱五分　白杏仁三钱　真川贝一钱五分　云茯苓四钱

加沉香屑四分，凤凰衣一钱。

四七、脘满气虚

梁左　劳倦伤气，气虚挟湿，湿邪阻遏中焦，脾不输运以致脘满膜胀，能纳不运，姑以和中理气为法。

西绵芪三钱　防风梗一钱五分，同炒　炒白术一钱五分　云茯苓四钱　新会皮一钱五分　霞天曲炒，一钱五分　炒枳壳一钱五分　益智仁一钱五分　大腹皮三钱

加砂仁末四分，后入，淮麦三钱。

四八、中搭手

梁左　中搭手溃久不敛，脓水源源不已，骨节酸楚，姑以和营通络为法。

川石斛三钱　土贝母三钱　秦艽肉一钱五分　宣木瓜三钱　连翘壳三钱　云茯苓四钱　新会皮一钱五分　法半夏一钱五分　白杏仁三钱

加银杏肉三钱，野郁金一钱。

中搭手根盘肿痛颇退，脓水已爽，咳呛气急较前亦减，历节酸楚，再以柔养通络为法。

北沙参三钱　川石斛三钱　白茯苓三钱　新会皮一钱五分　法半夏一钱五分　光杏仁三钱　炒秦艽一钱五分　全当归三钱　粉甘草三分

加丝瓜络三寸，白果肉三钱。

四九、身热谵语

吴左　身热一候，咳呛喘逆，痰黏胸膈，胁肋络痛，按脉沉数，寤不安寐，寐则谵语，便结溺赤。姑以和中理肺、降气化痰为法。

淡豆豉三钱　焦山栀一钱五分　鲜金斛四钱　白杏仁三钱，打　真川贝一钱五分　新会皮一钱五分　杜苏子三钱　冬瓜子三钱　辰茯神四钱

加嫩钩藤四钱，后入，淡竹叶钱半。

壮热得解，神识渐清，咳呛气逆、胁痛均减，按脉沉数，谵语得除。再以和胃清热、理肺祛痰为法。

鲜金斛^{四钱} 天花粉^{三钱} 黑山栀^{钱半} 白杏仁^{三钱，打} 真川贝^{钱半} 连翘心^{三钱} 元参心^{三钱} 辰茯神^{四钱} 朱滑石^{四钱}

加淡竹叶^{二钱}，辰灯心^{五扎}。

五〇、流注溃脓

查左 流注旋溃旋起，脓水甚多，伸屈不舒，难以举动，按脉沉数。此由湿热留络，络气痹阻，姑以养正通络为法。

炒潞党^{三钱} 炒冬术^{钱半} 云茯苓^{四钱} 新会皮^{钱半} 全当归^{三钱，酒炒} 秦艽肉^{酒炒，钱半} 连翘壳^{三钱} 炒丹皮^{钱半} 甘草节^{四分}

加酒炒桑梗^{四钱}，丝瓜络^{三寸}。

流注肿痛渐退，举动伸屈稍愈，按脉沉细而数。营虚湿滞，络脉失宣，姑以和营通络为法。

生於术^{钱半} 云茯苓^{四钱} 全当归^{三钱} 秦艽肉^{钱半，炒} 宣木瓜^{二钱} 五加皮^{四钱} 海桐皮^{三钱} 桑寄生^{三钱} 粉甘草^{四分}

加丝瓜络三寸，嫩桑梗四钱，酒炒。

据述流注肿痛虽退，脓水亦少，良由疮久原虚，营阴暗耗，络脉失养所致，再以养正通络为法。

炒潞党钱半　炒於术钱半　云茯苓三钱　全当归三钱　东白芍三钱　秦艽肉钱半　宣木瓜二钱　炒泽泻三钱　益元散四钱，包

加丝瓜络三寸，野郁金钱半。

五一、伏饮呕逆

俞左　中气困顿，脾不输运，水谷之湿蓄而为饮，饮者阴也，水与气也，姑以仲景法，辛以通之。

生於术钱半　茯苓皮四钱　川桂枝四钱　淡干姜四分　新会皮钱半　制半夏钱半　淡吴萸四分　荜澄茄八分　煨益智钱半

加七香饼钱半，荜拔八分。

伏饮渐消，呕逆得止，左胁隐痛，舌苔滑白。湿邪留恋，脾不运行，再以和脾渗湿为治。

生於术钱半　茯苓皮四钱　制半夏钱半　新会皮钱半

制小朴八分　焦枳壳钱半　淡吴萸四分　益智仁钱半,煨
香橼皮二钱

加白蔻仁四分,后入，佛手钱半。

五二、淋　浊

沛左　前拟和中分利之法，服后便泄如水，积
垢积湿得以下趋，此佳兆也。惟淋浊未已，按脉濡
细，再以和胃调中为法。

生於术钱半　茯苓皮四钱　扁豆皮三钱,炒　新会
皮钱半　香橼皮钱半　大腹皮三钱　炒泽泻三钱　沙蒺藜三钱
金樱子三钱

加煅牡蛎四钱，砂仁壳四分。

五三、股阴毒

沛左　股阴毒，漫肿坚硬，腹满膜胀，寒热交
作，按脉沉弦。此由湿邪挟食，阻郁中焦，姑以
疏化。

川羌活一钱　煨葛根钱半　川牛膝三钱　秦艽肉钱半　宣木瓜二钱　五加皮钱半　川石斛三钱　火麻仁四钱　光杏仁三钱，打

加丝瓜络三寸，青木香一钱。

股阴毒，肿痛坚硬皆松，寒热渐除，按脉沉数，再拟疏化通络，以冀缓缓消退为幸。

金石斛三钱　天花粉三钱　黑山栀钱半　炒丹皮二钱　秦艽肉钱半　宣木瓜二钱　连翘壳三钱　朱滑石四钱　粉甘草三分

加荷叶一角，鲜佛手钱半。

五四、脐痛溃脓

倪右　脐痛溃久，脓水源源，根盘坚硬，月事不调，腰酸眩晕。此由病后失调，湿邪阻气所致，姑以和中渗湿、养营通络为治。

炒丹参三钱　全当归三钱　制香附三钱　新会皮钱半　茯苓皮四钱　冬瓜皮三钱　炒枳壳钱半　炒杜仲三钱　炒川断二钱

加丝瓜络三寸，金线重楼二钱。

脐痛通肠，时流粪水，四围肿痛，坚硬颇退，眩晕、腰酸、带下均减，再以养正通络为法。

炒潞党钱半　炒白术钱半　云茯苓四钱　炒生地四钱　炒当归三钱　焦白芍三钱　炒杜仲三钱　炒川断二钱　炙甘草三分

加乌贼骨四钱，炙，四制香附三钱，打。

五五、腹痛带下

张右　月事不调，腹痛腰酸，带下如注，眩晕头疼，按脉沉弦。此由肝脾失统，营虚气滞为患也，姑以疏和。

金铃子三钱　元胡索二钱　制香附三钱，打　全当归三钱　焦白芍三钱　白川芎钱半　炒川断二钱　炒杜仲三钱　广木香四分

加金毛脊四钱，去毛，乌贼骨四钱，炙。

腹痛腰酸、带下皆松，月水色紫，营虚气滞，再以疏和。

金铃肉_{三钱}　元胡索_{二钱}　制香附_{三钱}　炒当归_{三钱}
炒白芍_{三钱}　白川芎_{钱半}　炒杜仲_{三钱，炒}　炒川断_{二钱}
炙甘草_{三分}

加北艾绒_{炒，六分}，玫瑰花_{三朵}。

症情渐安，按脉沉涩，营虚气滞，肝脾失统，冲任暗损，再以和中调营为法。

炒丹参_{三钱}　炒当归_{三钱}　炒白芍_{三钱}　白川芎_{钱半}
炒杜仲_{三钱}　炒川断_{二钱}　制香附_{三钱}　台乌药_{三钱}　炙
甘草_{三分}

加广木香_{四分}，北艾炭_{六分}。

症情颇逸，惟月事衍期，腹先作痛，可知肝脾未办，营虚气痹所致，再以和中调气为治。

炒丹参_{三钱}　炒香附_{打，三钱}　炒当归_{三钱}　焦白芍_{三钱}　炒杜仲_{三钱}　金毛脊_{四钱}　川楝肉_{三钱}　元胡索_{二钱}
炙甘草_{三分}

加北艾炭_{六分}，乌贼骨_{炙，四钱}。

月事按期而至，腹痛腰酸、带下均减，按脉沉细。肝脾失和，冲任失调，再以和营调气为法。

炒阿胶_{钱半}　北艾炭_{一钱}　炒当归_{三钱}　焦白芍_{三钱}

白川芎^{钱半}　制香附^{三钱}　炒杜仲^{三钱}　炒川断^{二钱}　炙甘草^{三分}

加紫石英^{四钱，煅}，月季花^{三朵}。

月事衍期未至，腹痛腰酸并愈，惟带下减而未已，纳呆脘闷，姑以和中调营为法。

炒白术^{钱半}　炒子芩^{钱半}　炒香附^{三钱}　炒杜仲^{三钱}　炒川断^{二钱}　金毛脊^{四钱}　炒归身^{三钱}　焦白芍^{三钱}　炙甘草^{三分}

加砂仁壳^{四分}，炒竹茹^{钱半}。

五六、腰疽溃脓

戴左　诸恙咸安，惟腰疽脓水未楚，背脊酸痛，再以养正通络为法。

川石斛^{三钱}　云茯苓^{四钱}　全当归^{三钱}　秦艽肉^{钱半}　连翘壳^{三钱}　炒丹皮^{钱半}　炒杜仲^{三钱}　炒川断^{二钱}　金毛脊^{四钱}

加丝瓜络^{三寸}，砂仁壳^{四分}。

腰疽脓水渐少，脊脊酸痛亦松，再以和营通络为法。

炒潞党^{钱半} 炒冬术^{钱半} 白茯苓^{四钱} 新会皮^{钱半}
甜杏仁^{三钱} 真川贝^{钱半} 款冬花^{钱半} 炒川断^{二钱}
怀牛膝^{炒，二钱}

加丝瓜络^{三寸}，野郁金^{一钱}。

五七、狐疝坠痛

周左　狐疝偏坠，屏痛皆松，按脉沉弦。此由肝木侮中，厥阴气滞所致，姑以疏肝理气为法。

金铃子^{三钱} 淡吴萸^{四分} 延胡索^{二钱} 小茴香^{四分}
广木香^{八分} 制香附^{四钱，打} 制中朴^{八分} 枸橘李^{钱半}
炒橘核^{三钱}

加荔枝核^{三枚，炒}，七香饼^{二钱}。

狐疝偏坠，屏痛得止，神疲肢软，按脉沉细，再以和中理气为法。

炒潞党^{二钱} 云茯苓^{三钱} 新会皮^{钱半} 炒香附^{三钱}
川楝肉^{三钱} 广木香^{四分} 焦楂炭^{三钱} 东白芍^{三钱}
淡吴萸^{四分}

加荔枝核^{三钱}，胡芦巴^{二钱}。

五八、热后余邪未清

项左　危病初回，壮热亦消，神志已清，惟腑闭未宣。再以和胃润燥为治，勿使反复为幸。

鲜石斛^{三钱}　天花粉^{三钱}　连翘心^{三钱}　辰茯神^{四钱}
白杏仁^{三钱}　真川贝^{钱半}　生谷芽^{四钱}　火麻仁^{打，三钱}
郁李仁^{三钱，打}

加荷梗^{尺许}，爆竹叶^{一钱}。

症情渐逸，按脉沉数，湿郁化热，阴液当亏，再以和胃清热为法。

金石斛^{三钱}　辰茯神^{三钱}　天花粉^{三钱}　连翘心^{三钱}
元参心^{三钱}　炒丹皮^{钱半}　青蒿梗^{钱半}　地骨皮^{三钱}
朱滑石^{四钱}

加辰灯心^{五扎}，竹叶^{两张}。

眩晕头疼，心悸胆怯，里热鼻窒，姑以清泄。

霜桑叶^{钱半}　粉前胡^{钱半}　软白薇^{钱半}　新会皮^{钱半}
光杏仁^{三钱}　真川贝^{钱半}　辰茯神^{四钱}　川石斛^{三钱}　广

郁金一钱

加鲜佛手八分，荷梗尺许。

眩晕、头痛、心悸均减，按脉沉数，再以清热渗湿为法。

川石斛三钱　茯苓皮四钱　扁豆皮炒，三钱　新会皮钱半　炒泽泻三钱　炒米仁四钱　淡防己钱半　朱滑石四钱　生谷芽四钱

加砂仁壳四分，佛手一钱。

五九、历节酸痛

郭左　历节酸痛，四肢尤甚，兼发紫云风，姑以息风通络为治。

川桂枝四分　海桐皮三钱　香独活钱半　桑寄生三钱　秦艽肉钱半　酒归身三钱　五加皮钱半　炒杜仲三钱　炒川断三钱

加桑梗炒，四钱，络石藤三钱。

六〇、哮喘咳呛

王右　哮喘得平，咳呛亦减，按脉沉数，再以和中降气为法。

炒潞党钱半　杜苏子三钱　粉前胡钱半　新会皮钱半　光杏仁三钱　真川贝钱半　白茯苓四钱　款冬花炙，钱半　炙甘草三分

加银杏肉三钱，炒竹茹钱半。

六一、咳逆失音

俞左　诸恙咸安，失音得清，咳呛气逆较前颇减，按脉沉细，再以扶土保金为法。

炒潞党二钱　生於术钱半　辰茯神四钱　新会皮钱半　法半夏钱半　光杏仁三钱　真川贝钱半　款冬花钱半　粉甘草三分

加白花百合三钱，玉蝴蝶五对。

症情颇逸，失音亦清，咳呛气逆，十愈七八，

按脉沉细。中气尚亏，土不生金，肺失清肃，再以和脾保肺为法。

炒潞党三钱　生於术钱半　辰茯神三钱　新会皮钱半　甜杏仁三钱　真川贝三钱　款冬花钱半　冬瓜子三钱　国老草三分

加凤凰衣一钱，广郁金一钱。

六二、腹满囊肿

钱左　腹满如鼓，囊足皆肿，里热溺少，按脉沉数。此由锐力伤气，肝脾不和，升降失司所致，姑以疏和。

焦冬术钱半　茯苓皮三钱　新会皮钱半　制香附三钱　焦白芍三钱　枸橘李钱半　广木香四分　沉香屑四分　焦枳壳钱半

加白蔻仁四分，后入，官桂四分。

腹满囊肿较前颇逸，腿痛溃脓肿痛亦松，再以疏中渗湿为法。

炒於术钱半　淡吴萸四分　煨益智二钱　制香附三钱

新会皮^{钱半}　制半夏^{钱半}　焦枳壳^{钱半}　广木香^{四分}　腹皮^{三钱}

加砂仁壳^{四分}，官桂^{四分}。

六三、腹痛血痢

吴左　腹痛血痢，里急后重。此由肝脾络伤所致，姑以和中调营为法。

焦冬术^{钱半}　香附炭^{三钱}　焦赤曲^{三钱}　黑地榆^{三钱}　炒槐米^{三钱}　炮姜炭^{四分}　焦白芍^{三钱}　制朴花^{一钱}　炙甘草^{三分}

加椿根皮^{炒，三钱}，煨木香^{四分，后入}。

腹痛寒痢，里急均减，按脉沉涩，再从肝脾疏和为法。

炒於术^{钱半}　白茯苓^{三钱}　扁豆皮^{炒，三钱}　新会皮^{钱半}　制香附^{打，三钱}　焦赤曲^{三钱}　炮姜炭^{四分}　黑地榆^{三钱}　炙甘草^{三分}

加卷柏炭^{三钱}，椿根皮^{炒，三钱}。

六四、脘胀结瘕

王右　脘胀腹膨，结瘕攻痛，形黄里热，面浮足肿，姑以和脾疏肝为法。

焦冬术_{钱半}　淡吴萸_{四分}　煨益智_{钱半}　制香附_{四钱，打}　新会皮_{钱半}　制半夏_{钱半}　炒朴花_{一钱}　大腹皮_{三钱}　焦枳壳_{钱半}

加鲜佛手_{三钱半}，官桂_{六分}。

中满结瘕、浮肿皆松，里热亦淡，再以和脾渗湿为法。

炒於术_{钱半}　茯苓皮_{三钱}　扁豆皮_{二钱}　新会皮_{钱半}　香橼皮_{三钱}　焦萎皮_{三钱}　炒枳壳_{钱半}　方通草_{三分}　炒泽泻_{三钱}

加白蔻仁_{四分}，后入，官桂_{四分}。

六五、病后气阴两亏

沈左　诸恙咸安，惟里热溺黄未除，纳谷亦醒，按脉沉弱。此由病后气阴两亏所致，再以养正清热为法。

北沙参_{三钱} 金石斛_{三钱} 辰茯神_{三钱} 粉橘络_{钱半} 香青蒿_{钱半} 地骨皮_{三钱} 炒泽泻_{二钱} 生谷芽_{三钱} 粉甘草_{四分}

加炒竹茹_{钱半}，川郁金_{一钱}。

症情渐入佳境，按脉沉细而弦，此由中气尚亏，湿邪留恋所致，再以和脾渗湿为法。

生於术_{钱半} 茯苓皮_{三钱} 扁豆皮_{三钱} 新会皮_{钱半} 仙半夏_{钱半} 制朴花_{一钱} 朱滑石_{三钱} 炒泽泻_{二钱} 方通草_{四分}

加砂仁壳_{四分}，拣红枣_{五枚}。

六六、行痹冲疝

钱左　右足行痹时发，又兼冲疝，按脉沉弦，姑以疏化通络为法。

川楝肉_{三钱} 舶茴香_{五分} 淡吴萸_{四分} 制香附_{四钱，打} 炒橘核_{三钱} 焦楂核_{三钱} 炒杜仲_{三钱} 怀牛膝_{二钱，盐水炒}

全当归^{三钱}

加广木香^{八分}，荔枝核^{三钱，炒}。

腹满顿退，坚硬亦消，肝脾未协，再以疏和。

炒於术^{钱半}　香橼皮^{二钱}　新会皮^{钱半}　焦萎皮^{三钱}　冬瓜皮^{三钱}　茯苓皮^{四钱}　沉香屑^{四分}　广木香^{四分}　焦枳壳^{钱半}

加砂仁壳^{后入，四分}，官桂^{四分}。

六七、里热骨蒸

童左　病后原虚，里热骨蒸，盗汗甚多，溺溲短数，欲餈不爽，按脉沉数，姑以和阴清热为治。

嫩西芪^{三钱}　淡鳖甲^{四钱}　地骨皮^{三钱}　香青蒿^{钱半}　炙知母^{二钱}　生白芍^{三钱}　炒丹皮^{钱半}　辰茯神^{四钱}　益元散^{四钱}

加淮麦^{三钱}，煅牡蛎^{四钱}。

昨拟和阴清热之法，服之里热盗汗并减，溲溺未清，按脉沉数，再以和卫固表为治。

西绵芪^{三钱}　防风根^{钱半，同炒}　生於术^{钱半}　云茯苓^{三钱} 新会皮^{钱半} 法半夏^{钱半} 炒泽泻^{三钱} 煅牡蛎^{四钱}
沙蒺藜^{三钱}

加糯稻根^{四钱}，淮麦^{四钱}。

六八、暑湿伤气

阮左　寒热如疟，汗多神疲，按脉浮紧。此由
暑湿伤气，分清失司所致，姑以辛香逐邪为主。

杜藿梗^{钱半}　香青蒿^{钱半}　干兰草^{钱半}　新会皮^{钱半}
制半夏^{钱半}　焦枳壳^{钱半}　制朴花^{一钱}　朱滑石^{四钱}　方
通草^{四分}

加白蔻仁^{四分}，荷梗^{尺许}。

据述疟作间日，足肿渐退，咳呛痰多，脘胀纳
呆，暂以泄邪理肺为法。

香青蒿^{钱半}　广藿香^{钱半}　粉前胡^{钱半}　新会皮^{钱半}
白杏仁^{三钱}　真川贝^{钱半}　蜜炙桂枝^{四分}　炒淡苓^{钱半}
粉甘草^{三分}

加钩藤钩^{后入}，三钱，砂仁壳^{四分}。

六九、盗汗脘满

朱左　疟后里热盗汗，脘满纳呆，胸痛脉弦，姑以和中固表为治。

嫩西芪^{三钱}　防风根^{钱半，同炒}　生白术^{钱半}　茯神^{三钱}　陈皮^{钱半}　法夏^{钱半}　枳壳^{炒，钱半}　谷芽^{四钱}　通草^{四分}

加淮麦^{四钱}，煅牡蛎^{四钱}。

诸恙咸安，盗汗未已，再以和卫固表。

黄芪^{三氅}　防风^{钱半，同炒}　白术^{炒，钱半}　茯苓^{三钱}　陈皮^{钱半}　沄夏^{钱半}　炒枳壳^{钱半}　炒朴花^{一钱}　大腹皮^{三钱}

加淮小麦^{三钱}，煅牡蛎^{四钱}。

七〇、脘腹䐜胀

姚左　湿郁阻气，脘满䐜胀，里热纳呆，便泄足肿，姑以疏中理气、分清水湿为治。

沉香片_{四分}　老苏梗_{钱半}　新会皮_{钱半}　香橼皮_{二钱}
茯苓皮_{四钱}　大腹皮_{三钱}　焦荽皮_{三钱}　炒枳壳_{钱半}　制
香附_{三钱}

加白蔻仁_{后入，四分}，佛手_{钱半}。

脘痛胀满，纳呆里热，按脉沉弦，姑以疏中理
气为法。

川楝肉_{三钱}　元胡索_{二钱}　制香附_{三钱}　新会皮_{钱半}
制半夏_{钱半}　焦枳壳_{钱半}　大腹皮_{三钱}　沉香屑_{四分}　绿
萼梅_{八分}

加佛手_{钱半}，玫瑰花_{三朵}。

七一、阴疟后

张左　阴疟渐止，疟母亦松，按脉沉细，再以
和中祛邪为法。

真西芪_{三钱}　淡鳖甲_{炙，四钱}　煨草果_{钱半}　生常
山_{三钱}　香青蒿_{钱半}　炒淡芩_{钱半}　法半夏_{钱半}　辰茯神_{四钱}
东白芍_{三钱}

加红枣_{炒，三枚}，佛手_{钱半}。

七二、少腹硬痛

陈左　少腹偏右，按之坚硬，气喘隐痛，转侧不舒，恐成疠痛。此由气屏络伤所致，姑以疏化。

川楝肉三钱　小茴香五分　淡吴萸四分　广木香八分　炒青皮一钱　新会皮钱半　沉香片五分　焦楂炭三钱　全瓜蒌三钱

加荔枝核炒，三钱，八月札钱半。

七三、腹痛下痢

钱左　劳倦脘胀结痞，腹痛下痢，里急不爽，骨蒸形瘦，姑以和中分利为法。

香连丸六分　子芩炭钱半　焦白芍三钱　制香附三钱　新会皮钱半　制半夏钱半　焦建曲三钱　南楂炭三钱　带皮苓三钱

加白蔻仁四分，后入，石莲肉四钱，打。

七四、触秽身热

孙左　触秽挟邪，脘满懊憹，畏寒身热，纳呆溲赤，按脉浮紧，姑以疏中祛邪为法。

香薷花六分　制川朴八分　扁豆皮三钱　新会皮钱半　制半夏钱半　炒枳壳钱半　带皮苓三钱　范志曲三钱　南楂炭三钱

加白蔻壳四分，鲜佛手钱半。

七五、咳呛气逆

沈左　寒热脘满、气逆并愈。惟咳呛未除，按脉沉数，再以和中理肺、降气化痰，以冀徐效。

北沙参三钱　川石斛三钱　云茯苓三钱　新会皮钱半　法半夏钱半　甜杏仁三钱　真川贝钱半　冬瓜子三钱　粉前胡钱半

加炒竹茹钱半，银杏肉三钱。

七六、咳呛舌糜

殷左　腹痛肠鸣、泄泻皆减，咳呛痰黏，口舌糜烂，按脉濡数，气阴两亏，恐难以支持，须当慎之。

炒於术钱半　白茯苓三钱　扁豆皮三钱　焦白芍三钱　御米壳三钱　诃子肉二钱　细生地四钱　梗通草五分　甘草梢四分

加淡竹叶钱半，石莲肉四钱。

七七、暑热吐泻

孟左　寒热类疟，呕吐泄泻，脘满纳呆，按脉浮紧，暑湿阻气，升降失司，姑以和中祛邪为法。

陈香薷钱半　制小朴八分　扁豆皮炒，三钱　广藿香钱半　香青蒿钱半　干兰草钱半　带皮苓三钱　大腹皮三钱　范志曲三钱

加白蔻仁后入，四分，青木香五分。

七八、肝郁咳呛

施右　气郁伤肝，忧郁伤肺，以致咳呛气逆，有声无痰，胸胁隐痛，汗泄甚多。姑以和卫固表、理肺降气为治。

西绵芪三钱　防风根钱半，同炒　生白术钱半　辰茯神四钱　甜杏仁三钱　真川贝钱半　海浮石四钱　煅牡蛎五钱　煅龙骨四钱

加淮麦三钱，银杏肉三钱，打。

七九、胸胁隐痛

童左　胸臆偏左隐痛，按之如痞，曾经失血，按脉沉弦。此由肝阳挟痰，流络为患，营气不从所致，姑以疏化通络为法。

旋覆花钱半，包　新绛屑六分　嫩钩藤四钱，后入　炒归须二钱　燀桃仁三钱　川郁金一钱　沉香屑四分　煅瓦楞四钱　枸橘李钱半

加丝瓜络^{三寸}，八月札^{钱半}。

八〇、寒热湿阻

章右　寒热如疟，脘闷呕恶，纳呆神疲，按脉浮迟。此由寒邪挟湿，阻遏中焦，姑以疏中祛邪为法。

炒柴胡^{四分}　炒淡芩^{钱半}　法半夏^{钱半}　制小朴^{八分}　新会皮^{钱半}　制香附^{三钱}　广藿香^{钱半}　香青蒿^{钱半}　干兰草^{钱半}

加白蔻仁^{后入，四分}，青木香^{五分}。

八一、咳呛气逆

徐右　呕逆吐红、胁痛并止，咳呛气逆较前已减，按脉沉数，再以和中理肺为治。

北沙参^{三钱，米炒}　炙桑皮^{三钱}　云茯苓^{四钱}　新会皮^{钱半}　甜杏仁^{三钱}　真川贝^{钱半}　款冬花^{钱半}　冬瓜皮^{三钱}　粉甘草^{三分}

加银杏肉打，三钱，凤凰衣八分。

八二、咳呛痰血

李左　咳呛痰黏，痰中带红，里热形瘦，按脉沉数。此由肝阳上逆，肺失下降，姑以和中降气为法。

南沙参三钱　杜苏子三钱　炙桑皮三钱　地骨皮三钱　炒知母三钱　白杏仁三钱　真川贝钱半　茜草根三钱，炒　怀牛膝三钱

加灯心灰二分，包，银杏肉三钱，打。

八三、肺痿吐血

程左　咳呛气逆，痰秽如脓，吐红盈碗，胸胁络痛，咽痛失音，形瘦里热，面浮足肿。此由湿郁化火，火旺克金，肺热叶焦则成肺痿，症勿轻视，须当慎之。

北沙参三钱　桑白皮三钱　炙知母三钱　白杏仁三钱

真川贝^{钱半} 生米仁^{四钱} 煅蛤蚧^{五钱} 茜草根^{炒，三钱}
云茯苓^{四钱}

加参三七^{六分}，藕节炭^{四钱}。

八四、盗汗足痛

姜右　阴疟较减，足萎漫肿，酸痛亦松，胃纳未醒，按脉沉细，寐间盗汗，黎明尤甚。此由营虚卫薄，络脉失养所致，再以和卫固表、柔养通络为法。

西绵芪^{三钱} 防风根^{钱半，同炒} 生於术^{钱半} 云茯苓^{四钱} 全当归^{三钱} 焦白芍^{三钱} 宣木瓜^{二钱} 川草薢^{三钱}
新会皮^{钱半}

加嫩桑梗^{湿炒，四钱}，砂仁壳^{五分}。

八五、胁腹疼痛

钱右　产后左胁结痞，气攻欲胀欲痛，腹疼便泄，今则虽减，按脉沉弦。此由肝脾不和，运行失司所致，姑以和中抑木为法。

炒於术_{钱半}　云茯苓_{三钱}　制香附_{四钱}　枸橘李_{钱半}　新会皮_{钱半}　沉香片_{四分}　川郁金_{一钱}　广木香_{四分}　淡吴萸_{四分}

加绿萼梅_{八分}，代代花_{四分}。

八六、肺痿痰脓

朱右　肺痿咳痰如脓，已经三月有余，里热盗汗，面浮足肿，寒热时作。此由虚火燥金，肺热叶焦所致，姑以清金润肺为治。

南沙参_{三钱}　桑白皮_{三钱}　炙知母_{三钱}　白杏仁_{打，三钱}　川贝母_{钱半}　海浮石_{四钱}　生蛤壳_{四钱}　生米仁_{四钱}　粉甘草_{三分}

加银杏肉_{打，三钱}，活芦根_{一两}。

八七、咳呛呕痰

高左　阴疟咳呛，有声无痰，久而不已，呕恶痰沫，姑以和中祛邪为法。

蜜炙桂枝^{四分}　白杏仁^{三钱}　水炙甘草^{三分}　新会皮^{钱半}　制半夏^{钱半}　真川贝^{钱半}　嫩钩藤^{后入，三钱}　川郁金^{一钱}　云茯苓^{四钱}

加银杏肉^{三钱}，炒竹茹^{钱半}。

八八、咳呛吐红

顾左　咳呛气逆，痰沫喑哑，吐红屡发。此由气屏伤络，肝阳射肺所致，姑以疏降。

南沙参^{三钱}　旋覆花^{包，钱半}　煅代赭石^{四钱}　杜苏子^{三钱}　白杏仁^{三钱}　川贝母^{钱半}　生米仁^{四钱}　煅蛤蚧^{四钱}　云茯苓^{四钱}

加海浮石^{三钱}，银杏肉^{打，三钱}。

八九、腹痛腰酸

时右　腹痛胀满，腰酸带下，按脉沉弦。肝木侮中，脾不输运，姑以疏和。

左金丸_{五分，先吞} 东白芍_{三钱} 煅瓦楞_{四钱} 制半夏_{钱半} 新会皮_{钱半} 台乌药_{三钱} 广木香_{四分} 川楝肉_{三钱} 元胡索_{二钱}

加八月札_{钱半}，代代花_{四分}。

九〇、咳逆失音

朱左　咳呛气逆，失音咽痛，里热盗汗，按脉沉数，虚火燥金，肺失清肃，姑以和土保金为法。

西绵芪_{三钱} 防风根_{一钱，同炒} 生白术_{钱半} 辰茯神_{三钱} 新会皮_{钱半} 甜杏仁_{三钱} 真川贝_{钱半} 款冬花_{钱半} 海浮石_{三钱}

加凤凰衣_{一钱}，青竹叶_{三钱}。

下　卷

一、吐血愈后

仲左　示及吐红已愈，惟无形虚热之气倏升倏降，升则诸恙蜂起，降则诸恙稍安，总属脾胃升降失其常度，肺气失于流利也。以肺主气，诸气膹郁皆属于肺，肺主一身流行之气焉。再以培土生金、和胃理气，俾得冬至不剧为幸。

潞党参三钱，米炒　野於术钱半　云茯苓四钱　全当归三钱，酒炒　东白芍炒，三钱　厚杜仲三钱，盐水炒　新会皮钱半，盐水炒　海桐皮三钱　片姜黄八分　国老草三分，蜜炙　川续断二钱，酒炒　白杏仁三钱，打

加丝瓜络三寸，紫衣胡桃肉三钱。

用藕节炭五钱，路路通七枚，煎汤代水煎药为妙。

二、寒热如疟

董左　寒热如疟，久而不已，脘满溺赤，便艰不爽，舌绛苔剥，按脉沉数。此由温邪挟湿，化燥烁阴，胃液暗耗，姑以清养胃阴，以和燥金为法。

金石斛^{三钱}　天花粉^{三钱}　粉橘白^{钱半}　连翘心^{三钱}　辰茯神^{四钱}　炒丹皮^{钱半}　香青蒿^{钱半}　干兰草^{钱半}　益元散^{四钱，包}

加淡竹叶^{钱半}，辰灯心^{五扎}。

三、疡后余症

俞左　疡后里热，脘满纳呆，神疲溲赤，按脉沉细，姑以和脾渗湿为治。

川石斛^{三钱}　云茯苓^{三钱}　新会皮^{钱半}　法半夏^{钱半}　制朴花^{一钱}　大腹皮^{三钱}　粉草薢^{三钱}　朱滑石^{三钱}　方通草^{四分}

加白蔻壳^{四分}，鲜荷叶^{一角}。

四、肝 积

经谓：五脏为积，六腑为聚。积有五积，心积伏梁，肺积息贲，肝积肥气，肾积奔豚，脾积痞块是也。又谓：乙癸同源，肾肝同治，痛久必入血络。肝为藏血之脏，左边不得眠卧，由木火升冲遏盛，眠向于左，则遏抑其性，痛必加剧矣。所云温通二字，温者温气之义，非温燥竞进之谓。但肌肉已经销烁，燥则又恐伤阴，似不宜用也。鄙拟和脾益气以化湿，柔肝养营而通络，未识是否，以候裁酌。

生於术钱半　霍石斛三钱　扁豆皮炒，三钱　辰茯神三钱　粉橘络钱半　枸橘李钱半　东白芍三钱　煅瓦楞四钱　乌拉草八分　川郁金一钱　当归尾三钱　嫩钩藤四钱

加路路通五枚，伽楠香二分，磨汁冲服。

五、咳 喘

陈峰师　昨拟和中理肺、降气涤痰之法，服之

咳呛、喘逆较前均减，按脉沉细，中气尚亏，脾不输津，浊痰阻气，肺气上逆所致。再以和中降气，以冀血证不发为幸。

北沙参三钱　旋覆花钱半，包　煅代赭四钱　杜苏子三钱　白杏仁三钱　真川贝钱半　云茯苓四钱　白石英三钱　东白芍三钱

加凤凰衣八分，白果肉三钱，打。

六、肝脾不和

胡左　气屏络伤，肝脾不和，以致腹痛便溏，肠风远血，里热形黄，中满结痞，渐成虚膨，姑以疏和。

炒於术钱半　淡吴萸四分　煨益智钱半　制香附三钱　新会皮钱半　制半夏钱半　焦枳壳钱半　茯苓皮五钱　制朴花一钱

加白蔻仁四分，后入，官桂四分。

七、浊痰阻肺

吴右　咳呛虽减，气逆痰多，脘满纳呆。此由浊痰阻气，肺气上逆所致，姑以降气化痰为法。

旋覆花_{钱半，包}　煅代赭_{四钱}　杜苏子_{三钱}　粉前胡_{钱半}　新会皮_{钱半}　白杏仁_{三钱}　川贝母_{钱半}　白茯苓_{四钱}　怀牛膝_{三钱，炒}

加白果肉_{三钱，打}，炒竹茹_{钱半}。

八、咳呛胁痛

蔡右　咳呛气逆、胁痛均减，按脉沉细，再以疏降。

北沙参_{三钱，米炒}　杜苏子_{三钱}　粉前胡_{钱半}　新会皮_{钱半}　白杏仁_{三钱}　川贝母_{钱半}　白茯苓_{四钱}　怀牛膝_{三钱，炒}　冬瓜皮_{三钱}

加沉香片_{四分}，白果肉_{三钱，打}。

九、里热盗汗

施右　咳呛气逆、胁痛较前均减，里热盗汗，按脉沉细。此由肝阳射肺，肺失清肃所致，再以和中理肺为法。

嫩西芪三钱　防风根钱半，同炒　生白术钱半　辰茯神四钱　新会皮钱半　杜苏子三钱　甜杏仁三钱　真川贝钱半　款冬花钱半

加淮麦三钱，碧桃干二钱。

用糯稻根一两，煎汤代水煎药。

一〇、肝脾不和

马左　腹痛肠鸣，便泄纳呆，按脉浮紧。此由肝脾不和所致，姑以和中抑木为法。

焦冬术钱半　淡吴萸四分　煨益智仁钱半　新会皮钱半　制香附三钱　沉香曲二钱　广木香四分，煨后入　大腹皮三钱　川郁金一钱

加砂仁壳四分，炒朴花一钱。

一一、疟后余症

陈右　疟后咳呛，痰黏不爽，又兼左足酸痛。今则虽缓，而咳则隐痛，纳谷呆钝，经水涩少，形瘦里热，按脉弦细，尺部沉涩，寐间盗汗。皆属真阴内亏，阴不摄阳，虚阳浮越，肺金受燥，清肃失司所致，暂以和卫理肺为治。

嫩西芪二钱　防风根一钱，同炒　生於术钱半　辰茯神四钱　粉橘络钱半　肥石蚕钱半　甜杏仁三钱　真川贝钱半　怀牛膝炒，二钱

加凤凰衣八分，淮麦三钱。

一二、形瘦腹膨

陆右　劳伤肝脾，形瘦里热，宿瘕腹膨，年已摽梅，情窦未开，姑以扶土抑木为法。

炒於术一钱五分　白茯苓三钱　扁豆衣三钱，炒　新

会皮钱半　霞天曲钱半，炒　炒枳壳钱半　制香附三钱，打
广木香四分　粉甘草三分

加缩砂仁四分，七香饼钱半。

一三、中气亏虚

杜左　遗泄得止，伛偻亦愈，流注渐消渐敛，
按脉沉细。中气尚亏，再以培中益气、摄下固精
为法。

炒潞党二钱　炒於术钱半　云茯神四钱　新会皮钱半
竹沥曲二钱　炒杜仲三钱　炒川断二钱　煅牡蛎四钱
煅龙骨四钱

加金毛脊四钱，丝瓜络三寸。

一四、肝脾不和

张左　脘痛胀满，结瘕攻动，里热脉弦，肝脾
不和，运行失司，姑以疏化。

川楝肉三钱　元胡索二钱　淡吴萸四分　制香附四钱

新会皮钱半　制半夏钱半　焦枳壳钱半　沉香片四分　广木香四分

加白蔻仁四分，后入，佛手钱半。

一五、痿证

叶右　右足酸痛，不肿不红，难以步履，此痿症也。里热盗汗，形黄肉削，时欲便溏，按脉沉细。此由肝肾两亏，营虚气痹所致，暂以和卫调中、养营通络。

真西芪炙，三钱　防风根一钱，同炒　生冬术钱半　炒杜仲三钱　炒川断二钱　怀牛膝二钱，炒　秦艽肉钱半　五加皮钱半　全当归三钱，酒炒

加千年健二钱，酒炒桑梗四钱。

一六、肝脾不和

王右　腹痛泄泻已经三载，头蒙心悸，两足浮肿，脘满膜胀，至冬咳呛，气逆痰沫，按脉沉细。

此由肝脾不和，运行失司，姑以和土抑木、理气化湿为法。

炒於术_{钱半} 淡吴萸_{四分} 煨益智_{钱半} 制香附_{四钱，打} 新会皮_{钱半} 焦白芍_{三钱} 御米壳_{三钱，炒} 诃子皮_{二钱，炒} 炮姜炭_{四分}

加煨木香_{四分，后入}，官桂_{四分}。

一七、寒热吐泻

顾左 寒热类疟，吐泻交作，脘闷纳呆，姑以疏解。

川桂枝_{四分} 白杏仁_{三钱} 制半夏_{一钱} 新会皮_{钱半} 制小朴_{八分} 广藿香_{钱半} 香青蒿_{钱半} 焦枳壳_{钱半} 朱滑石_{三钱}

加白蔻仁_{四分}，青木香_{一钱}。

一八、疟母攻痛

陆左 劳伤腹痛，便溏肠红，疟母攻痛，里热形瘦，面浮足肿，按脉沉弦，姑以和脾疏肝为治。

炒於术钱半　淡吴萸四分　煨益智钱半　新会皮钱半
制半夏钱半　制香附三钱，打　黑地榆三钱　槐米炭三钱
焦白芍三钱

加煨木香四分，后入，炮姜炭五分。

一九、腹痛肠风

王左　腹痛肠风，便溏结瘕，溲溺混浊，欲解
屏痛，按脉沉数。肝脾络伤，姑以疏和。

焦冬术钱半　淡吴萸四分　煨益智钱半　制香
附三钱，打　新会皮钱半　制半夏钱半　制朴花一钱
炒车前三钱　带皮苓四钱

加煨木香四分，后入，淡竹叶钱半。

二〇、腰痛肠风

陆左　腰脊酸痛，肠风便溏，按脉沉弦。此由
肝脾络伤所致，姑以和中调营为法。

炒於术^{钱半}　香附炭^{三钱}　焦赤曲^{三钱}　黑地榆^{三钱}
炒槐米^{三钱}　炮姜炭^{五分}　焦白芍^{三钱}　子芩炭^{钱半}
卷柏炭^{三钱}

加椿根皮^{三钱，炒}，红枣^{三枚，炒}。

二一、咳呛痰阻

邵右　始而失血，时发时止，咳呛气怯，痰沫
不爽，甚则泛呕，里热骨蒸，形瘦肉削，按脉濡数，
右部浮滑，乃当怀妊。正值太阴脾不输津，蒸痰阻
气，肺气上逆，血随气升，气即火也。暂拟和中理
气、润肺祛痰，症屡纠缠，须善理之。

生於术^{钱半}　炒子芩^{钱半}　云茯苓^{三钱}　粉橘络^{钱半}
甜杏仁^{三钱}　真川贝^{钱半}　冬青子^{三钱}　墨旱莲^{三钱}
淡秋石^{五分}

加凤凰衣^{八分}，银杏肉^{三钱}。

用藕节炭^{四钱}，糯稻根^{五钱}，煎汤代水，以水
煎药。

二二、脾失输运

冯左　劳倦伤气，脾不输运，以致脘胀腹痛，便泄溺赤，里热，姑以疏和。

焦冬术钱半　淡吴萸四分　煨益智钱半　制香附三钱，打　新会皮钱半　制半夏钱半　焦枳壳钱半　制朴花一钱　大腹支三钱

加砂仁壳四分，煨木香五分，后入。

二三、腰酸足萎

陆左　腰脊酸痛、足萎无力较前皆松，便血亦止，惟能纳不运，胃强脾弱，脾不输津所致，再以和脾化湿、柔肝理气为法。

炒潞党钱半　炒於术钱半　云茯苓四钱　淮山药炒，三钱　扁豆皮三钱，炒　益智仁钱半　制香附三钱，打　广木香四分　台乌药三钱

加缩砂壳四分，海金沙四钱，包。

二四、麻风肌麻

陆左　麻风肌肉麻木渐愈，黑色渐退，按脉沉细，再以养营息风为治。

酒炒生地四钱　黑料豆皮三钱　鳖虱胡麻三钱　白池菊炒，钱半　鸟不宿三钱　全当归三钱　五加皮钱半　桑寄生三钱　粉甘草三分

加酒炒桑梗四钱，络石藤三钱。

二五、虚怯

葛右　瘰疬旋溃旋起，脘腹胀满，月事不转，里热盗汗，病已年余，渐成虚怯，慎之。

真西芪炒，三钱　防风根钱半，同炒　生於术钱半　辰茯神四钱　新会皮钱半　枸橘李钱半　制香附三钱　沉香曲二钱　川郁金一钱

加淮麦三钱，代代花四分。

二六、痫 厥

陈左　痫厥屡发，眩晕头疼，手足抽搐，神志模糊，姑以和中息风为法。

白附子八分　嫩钩藤四钱，后入　煨天麻八分　白池菊钱半，炒　石决明五钱　苍耳子三钱　广郁金一钱　辰茯神四钱　天竺黄钱半

加青蒙石四钱，辰灯心五扎。

二七、湿热中阻

姜左　寒热头疼，脘闷胁痛，纳呆神疲，面黄黑色。湿热阻气，分清失司，姑以疏解。

大豆皮三钱　嫩苏梗钱半　广藿梗钱半　香青蒿钱半　新会皮钱半　法半夏钱半　焦枳壳钱半　朱滑石四钱　制小朴一钱

加白蔻仁四分，后入，炒竹茹钱半。

二八、肠风腹痛

裔左　咳呛气逆，吐红得止，肠风腹痛复发。此由气屏络伤，血从内溢所致，再以和中调营为治。

炒於术钱半　辰茯神三钱　新会皮钱半　制香附三钱，打　焦白芍三钱　黑地榆三钱　槐米炭三钱　茜草根炒，三钱　真川贝钱半

加椿根皮四钱，炒，银杏肉三钱，打。

二九、咳　呛

巫左　咳呛痰黏，气机不舒，按脉沉弦。肝阳上逆，肺失下降，姑以和中理肺为法。

北沙参三钱，米炒　杜苏子三钱　新会皮钱半　白杏仁三钱，打　川贝母钱半　冬瓜子三钱　云茯苓四钱　怀牛膝三钱，炒　白石英三钱，煅

加砂仁壳四分，荷边两圈。

三〇、肝脾失统

庞右　癸水不转已经六载。去冬失血，上吐下泻，脘腹胀满，按脉弦细。此由肝脾失统，冲任暗损，症屡纠缠，须善理之。

炒丹参^{三钱}　鸡血藤^{三钱}　炒香附^{三钱}　炒当归^{三钱}　焦白芍^{三钱}　白川芎^{钱半}　炒杜仲^{三钱}　炒川断^{二钱}　金毛脊^{四钱}

加北艾炭^{八分}，煨木香^{四分}，后入。

三一、肠风便血

顾左　腹痛便溏，肠风近血，按脉沉细。肝脾络伤，络血内溢，姑以和中调营为法。

炒於术^{钱半}　云茯苓^{三钱}　新会皮^{钱半}　制香附^{三钱}　焦白芍^{三钱}　炮姜炭^{四分}　黑地榆^{三钱}　槐米炭^{三钱}　炙甘草^{三分}

加煨木香^{四分}，后入，椿根皮^{三钱}，炒。

腹痛、便溏、肠风均减，按脉沉细。肝脾未协，再以疏和。

炒於术^{钱半}　云茯苓^{三钱}　新会皮^{钱半}　制香附^{三钱}　焦白芍^{三钱}　炮姜炭^{四分}　卷柏炭^{三钱}　椿根皮^{炒，三钱}　国老草^{三分}

加侧柏叶^{四钱，炙，}焙荷蒂^{三枚}。

三二、狐　疝

金左　淋浊得止，狐疝屏痛较前亦松，按脉沉弦，再以疏肝通气为治。

金铃肉^{三钱}　小茴香^{五分}　淡吴萸^{四分}　焦楂炭^{三钱}　炒橘核^{三钱}　广木香^{六分}　制朴花^{八分}　枸橘李^{钱半}　粉草薢^{三钱}

加荔枝核^{炒，三钱，}丝瓜络^{三寸}。

三三、淋浊溺赤

钱左　淋浊溺赤逾年复发，按脉沉涩，少腹隐

痛。此由湿热下注，分清失司所致，姑以和中分利
为法。

　　川石斛四钱　带皮苓四钱　川萆薢三钱　炒泽泻三钱
朱滑石四钱　甘草梢五分　炒米仁四钱　沙苑子三钱　白
莲须二钱

　　加淡竹叶钱半，藕节三枚。

三四、热痞鸡盲

　　沈左　诸恙渐安，惟里热结痞未舒，鸡盲，脉
数，再以和中理肺为治。

　　北沙参三钱　生於术钱半　云茯苓四钱　扁豆
皮炒，三钱　新会皮钱半　法半夏钱半　焦枳壳钱半　大腹
皮三钱　香橼皮二钱

　　加夜明砂钱半，包，砂仁末后入，四分。

三五、腹满痛盗汗

　　沈左　脘腹胀满，攻痛复发，里热盗汗。营虚

卫薄，肝脾不和所致，姑以和中抑木为法。

金铃肉三钱　延胡索二钱　淡吴萸四分　制香附三钱
新会皮钱半　制半夏钱半　沉香片四分　辰茯神三钱　枸
橘李钱半

加七香饼二钱，绿萼梅八分。

三六、痢　疾

吴左　腹痛、血痢、里急均减，按脉沉细，肝
脾未协，再以和中分利为法。

炒於术钱半　茯苓皮四钱　扁豆皮炒，三钱　制香
附四钱　子芩炭钱半　焦白芍三钱　炮姜炭四分　焦赤
曲三钱　炙甘草三分

加煨木香四分，后入，砂仁壳四分。

三七、潮热咳呛

顾左　症情颇逸，按脉沉细，午前潮热，入暮
咳呛。皆属营虚卫薄，肺失清肃所致，再以和中理

肺为治。

炒潞党_{钱半} 带皮苏梗_{钱半} 粉前胡_{钱半} 新会皮_{钱半} 白杏仁_{三钱} 川贝母_{钱半} 云茯苓_{四钱} 款冬花_{钱半} 冬瓜子_{三钱}

加凤凰衣一钱，银杏仁_{三钱}，打。

三八、久　痢

吴左　肿胀颇退，久痢腹痛、后重均减，按脉沉细，再当和脾调中为法。

炒潞党_{二钱} 炒冬术_{三钱} 云茯苓_{三钱} 新会皮_{钱半} 焦白芍_{三钱} 炮姜炭_{四分} 御米壳_{炒，三钱} 诃子皮_{炒，二钱} 炙甘草_{三分}

加煨木香_{四分，后入}，红枣_{炒，三枚}。

肿胀已退，久痢腹痛、后重并减，按脉沉弱。中气尚亏，幽门导滑，再以和中收涩为治。

炒潞党_{钱半} 炒於术_{钱半} 云茯苓_{四钱} 新会皮_{钱半} 御米壳_{三钱，炒} 诃子肉_{三钱，炒} 焦白芍_{三钱} 炮姜炭_{四分} 炙甘草_{三分}

加石莲肉四钱，打，焙荷蒂五枚。

三九、腹满咳呛

张左　腹满作胀，结瘕攻痛，咳呛气逆，腹痛便溏，肝脾络伤，运行失司。肺气上逆所致，姑以疏中理气为法。

沉香片四分　杜苏子三钱　新会皮钱半　白杏仁三钱　川贝母钱半　炒枳壳钱半　香橼皮二钱　大腹皮三钱　制香附三钱，打

加煨木香四分，后入，砂仁壳四分。

四〇、肝郁肺肾气冲

协君　咳呛喘逆已经有年，今则骤然气从痰升，周夜不能安卧，痰沫窒塞，胸臆甚至气不舒展，额汗黏腻频作，按脉沉细带弦，尺部细弱如丝。此由气郁伤肝，肝阳上逆所致，以致肺气失降，肾气上冲，中无砥柱所致。恐其上下之气不相维续，即防

喘脱，鄙以培中摄纳，柔肝理气。未识然否，即请主裁。

老山参四分，另煎汁 蛤蚧尾五分 真坎炁一条，酒洗 菟丝饼三钱 沙苑子三钱 怀牛膝三钱，盐水炒 新会皮钱半，盐水炒 杜苏子三钱，蜜水炙 云茯苓四钱

加沉香汁三分，磨冲，川郁金一钱。

用淮小麦四钱，泽青铅一两，二味煎汤代水，以水煎药。

又方：

前拟培中益气、摄纳肾真之品，服之喘逆渐平，气促已止，咯痰未爽，卧难着枕，腑闭得宣，溲溺频数，显系中气大亏，脾不输津，蒸痰阻气，肺气失于清肃。肾气由此上浮。按脉沉细，左手带弦，尺部微弱。俾得中阳输运，方可转危为安。交节伊迩，尤宜谨慎，拟方仍候主裁。

台人参六分，另煎冲 野於术钱半 云茯苓四钱 新会皮钱半，盐水炒 仙半夏钱半 真川贝二钱，去心 杜苏子三钱，蜜炙 怀牛膝三钱，盐水炒 白石英四钱，煅

加凤凰衣八分，银杏肉三钱，打。

用秋梨皮一两，淮小麦四钱，二味煎汤代水，以水煎药。

加减方：

加入旋覆花钱半，绢包，白芥子钱半，冬瓜子三钱，枇杷叶去毛。减去台人参、银杏肉、怀牛膝、秋梨皮、淮小麦。

又方：

前拟培中摄纳之法，服后气促渐平，咳呛、痰喘均减，舌液得回，汗泄已止，皆佳兆也。惟胃纳未充，寐不安寐，按脉濡细，尺部沉弱。此关中气当亏，脾不输津，浊痰阻气，肺气未宣，冲气上逆。东垣谓：脾为生痰之源，肺为聚痰之器。以肺主出气，肾主纳气故耳。再拟和脾调中，参以摄纳肾气为治，勿使复剧为幸，拟方候主裁。

台人参八分，另煎冲　生於术钱半　云茯神四钱　蛤蚧尾五分　菟丝饼三钱　怀牛膝三钱，盐水炒　白石英四钱，煅东白芍三钱　杜苏子三钱　新会皮钱半　真川贝钱半，去心甜杏仁三钱

加凤凰衣八分，银杏肉三钱。

用太阴元精石_{五钱}，左顾牡蛎_{五钱}，二味煎汤代水，以水煎药。

又方：

咳呛痰沫，行动气促，卧不着枕，左胁隐痛，呼吸皆碍，胃不思纳，按脉沉细，左手带弦，两尺微细，重按无神。此由中气大亏，脾不输津，气火交炽，炼津为痰，阻遏中路，肺气失降，肾气上浮，中无砥柱厎致。恐其上下之气不相维续，即防虚脱，勉拟培中纳气之法，未识然否，以候裁。

吉林参_{六分，另煎冲}　真坎炁_{一钱，洗}　蛤蚧尾_{六分}　菟丝饼_{三钱}　沙苑子_{三钱}　怀牛膝_{三钱，盐水炒}　绵杜仲_{三钱，盐水炒}　云茯神_{四钱，辰砂拌}　新会皮_{钱半}

加紫衣胡桃肉_{三钱}，凤凰衣_{一钱}。

另服会匮肾气丸_{二钱}。

加减方：

加杜苏子_{三钱}，甜杏仁_{三钱}，川贝母_{二钱}，减菟丝饼、沙苑子、凤凰衣。

四一、大汗四逆

俞右　乍寒乍热，汗泄如珠，四肢逆冷，两目直视，欲言不语，按脉沉细，尺部无神。此疮久原虚，又兼伏邪内蕴，恐其正不敌邪，即防虚脱。慎之！慎之！

台参须五分　云茯苓三钱　麦冬肉二钱　煅牡蛎四钱　煅龙骨四钱　东白芍三钱　新会皮钱半　广藿香四分　香青蒿钱半

加淮小麦四钱，沉香屑四分。

四二、淋　浊

耀南兄　淋浊屏痛依然，溺赤渐淡，按脉沉细而数。此系湿浊阻气，分清失职，再以和阴分泄，方可问安。

金石斛三钱　带皮苓四钱　粉猪苓二钱　川萆薢三钱　益智仁钱半　怀山药炒，三钱　台乌药三钱　白莲须二钱

沙苑子^{三钱}

加淡竹叶^{二钱}，辰灯心^{五扎}。

四三、阴　疟

文奎弟　阴疟又兼畏寒身热，脘闷纳呆，咳呛气遏，卧不着枕。暑湿蒸痰，阻遏肺气，姑以疏降。

旋覆苊^{钱半，包}　煅代赭^{三钱}　黄防风^{钱半}　杜苏子^{三钱}　粉前胡^{钱半}　新会皮^{钱半}　白杏仁^{三钱}　真川贝^{二钱}　云茯苓^{四钱}

加银杏肉^{三钱}，益元散^{四钱，荷叶包}。

四四、偏头风

何右　偏头风连及肩棱酸痛，右目起星，红筋滋漫，翳膜遮睛，视物羞明，姑以清肝息风为法。

南沙参^{三钱}　露桑叶^{钱半}　炒丹皮^{钱半}　黑山栀^{钱半}　白蒺藜^{三钱}　蔓荆子^{三钱}　白池菊^{钱半，炒}　石决明^{四钱，煅}　青葙子^{钱半}

加荷边一圈，谷精珠三钱。

四五、痛

潘左　肚痛肿痛坚硬，形如覆碗，寒热交作，按脉沉数。浮郁阻气，营气不从，势防蒸脓，姑以疏化。

川楝肉三钱　元胡索二钱　制香附三钱　炒青皮一钱
全当归三钱　西赤芍三钱　连翘肉三钱　川石斛三钱
带皮苓四钱

加制乳没六分，青木香八分。

四六、肺　痛

钟左　肺痛咳呛，痰秽如脓，形瘦里热，按脉沉数。湿热郁蒸，肺为娇脏，姑以和阴润肺为法。

南沙参三钱　桑白皮四钱　白茯苓三钱　甜杏仁三钱
真川贝钱半　款冬花钱半　海浮石三钱　煅蛤壳四钱　生
米仁四钱

加活芦根一两，竹三七三钱。

四七、咳呛吐红

潘右　咳呛气逆，吐红屡发，月事不调，腰酸带下，按脉沉细。姑以降气涤痰，缓图治本为要妥。

旋覆花钱半,包　煅代赭四钱　杜苏子三钱　新会皮钱半　白杏仁三钱　真川贝钱半　白茯苓四钱　海浮石三钱　茜草炭三钱

加竹三七三钱，凤凰衣八分。

四八、烂皮疔

陈左　烂皮疔腐烂，肿痛寒热，按脉沉数。此由湿毒内蕴阳明所致，姑以清化解毒。

真川连五分　银花炭三钱　连翘壳三钱　土贝母三钱　黑山栀钱半　炒丹皮钱半　炒泽泻三钱　川石斛三钱　甘草节四分

加紫地丁三钱，丝瓜络三寸。

四九、盗汗咳呛

王左　寐间盗汗，上焦尤甚，已经有年，又兼疝气，或左或右，近又咳呛痰多黏腻，按脉弦细，尺部沉弱。此由肝肾两亏，中气亦弱，阴不摄阳，虚阳外越所致。暂以和卫理肺为治。

嫩西芪三钱　防风根钱半，同炒　生於术钱半　云茯苓四钱　新会皮钱半　叭哒仁三钱　真川贝钱半　款冬花钱半　煅牡蛎四钱

加淮小麦三钱，碧桃干钱半。

五〇、肝阳射肺

张右　寒热咳呛，气逆吐红，脘痛脉弦。气郁伤肝，肝阳射肺所致，姑以清降。

南沙参三钱　杜苏子三钱　粉前胡钱半　新会皮钱半　白杏仁三钱　真川贝钱半　川郁金一钱　茜草根三钱，炒　怀膝炭三钱

加参三七四分，鲜佛手八分。

五一、暑湿中阻

沈右　始而脘痛胀满，继以灼热不解，胸闷神烦，两胁隐痛，气攻如痞，便艰不爽，溲溺短赤。舌苔白腻，中间罩灰，燥烈不堪，按脉沉数，左手带弦。此由暑湿阻气，中焦脾胃升降失司，郁而化热，热则伤阴，胃液暗耗，恐其液涸风动，有变端之虞。姑拟和胃调中、疏肝理气，参入淡渗化湿，以冀中州默运，方可转危为安。

霍石斛四钱　辰茯神三钱　粉橘络二钱　枸橘李二钱香青蒿钱半　广藿香钱半　川郁金一钱　朱滑石四钱梗通草六分

加鲜佛手钱半，淡竹叶二钱。

另摩伽楠香三分，分二次冲服。

五二、疹痦

沈右　疹痦兼发，发而不透，身热畏寒，胸闷呕恶，纳呆少寐，便结溺少，舌黄苔腻，中间罩黑，按脉浮紧，两寸带数。此由伏邪内蕴，郁而化热，热迫营分所致，久延恐其正不敌邪，有内传之虑，姑拟疏中祛邪，俾得疹痦透达为幸。

炒香豉三钱　姜山栀钱半　杜藿梗钱半　香青蒿钱半
干兰草钱半　白滁菊钱半，炒　川石斛四钱　辰茯神四钱
益元散三钱，绢包

加鲜佛手钱半，炒竹茹二钱。

五三、咳呛胁痛

金左　咳呛气逆，胁肋隐痛，时甚时轻，已经数月，姑以疏降。

南沙参三钱　杜苏子三钱　粉前胡钱半　新会皮钱半
白杏仁三钱　真川贝钱半　云茯苓四钱　款冬花钱半　冬

瓜子^{三钱}

加嫩钩藤^{三钱，后入，}枇杷叶^{三钱，去毛。}

五四、咳呛痰黏

张右　咳呛喘逆，痰多黏腻，愈发愈甚，按脉沉弦，姑以疏降涤痰为法。

南沙参^{三钱}　旋覆花^{钱半，包}　煅代赭^{四钱}　杜苏子^{三钱}　新会皮^{钱半}　白杏仁^{三钱}　真川贝^{钱半}　云茯苓^{四钱}　怀牛膝^{二钱，炒}

加沉香屑^{四分，}广郁金一钱。

五五、寒邪挟湿中阻

林左　寒热如疟，头疼脘闷，纳呆溺赤，按脉浮紧，寒邪挟湿，阻遏中焦，姑以疏解。

软柴胡^{四分}　姜淡芩^{钱半}　香青蒿^{钱半}　法半夏^{钱半}　新会皮^{钱半}　炒小朴^{一钱}　炒枳壳^{钱半}　大腹皮^{三钱}　天水散^{三钱，包}

加白蔻仁四分，青木香五分。

五六、寒热复作

瑞年　诸恙渐安，惟寒热复作，所发尚轻，舌腻脉弦，良由正气内亏，营虚卫薄故也。再以和脾健胃、淡渗化湿为法。

川石斛三钱　辰茯神四钱　扁豆皮三钱，炒　新会皮钱半　仙半夏钱半　焦枳壳钱半　益元散四钱，绢包　东白芍三钱　炙甘草三分　炙桂枝三分，同炒

加淡竹叶二钱，荷梗尺许。

又方：

症情渐入佳境，惟里热盗汗减而未除，按脉濡细。此由中气尚亏，虚阳外越所致，再以护卫调中为治。

嫩西芪二钱　防风根钱半，同炒　炒於术钱半　辰茯神三钱　新会皮钱半　法半夏钱半　炒泽泻三钱　炒谷芽四钱　粉甘草三分

加煅牡蛎四钱，淮小麦三钱。

五七、疟后湿邪中阻

书周　疟后腹痛，肠鸣便泄，脘满纳呆，舌黄苔腻，按脉沉弦。湿邪阻气，中焦运行失职所致，姑以和中分利为法。

生於术钱半　云茯苓三钱　扁豆皮三钱，炒　新会皮钱半　霞天曲钱半　制朴花一钱　大腹皮三钱　川石斛三钱　炒谷芽四钱

加煨木香四分，后入，荷蒂三枚，焙。

五八、病后余邪未楚

玉泉　病后原虚，余邪未楚，寒热如疟，间日而作，按脉沉细，舌白苔腻，先宜和中分泄为治。

香青蒿钱半　广藿香钱半　干兰草钱半　新会皮钱半　制半夏钱半　炒小朴一钱　焦枳壳钱半　川石斛三钱　辰茯神三钱

加益元散二钱，包，鲜佛手一钱。

五九、疟　疾

胡左　疟疾间日，脘闷纳呆，头疼肢酸，按脉浮紧。暑湿阻气，营卫不和，姑以和中祛邪为法。

香青蒿^{钱半}　广藿梗^{钱半}　干兰草^{钱半}　新会皮^{钱半}
法半夏^{钱半}　制小朴^{八分}　焦枳壳^{钱半}　朱滑石^{四钱}
大腹皮^{三钱}

加白蔻仁^{四分，后入}，荷梗^{尺许}。

六〇、产后咳喘

陆右　产后咳呛喘逆，痰薄，里热畏寒，脉浮。表邪袭肺，肺气上逆，姑以疏降。

南沙参^{三钱}　杜苏子^{钱半}　肥石蚕^{二钱}　新会皮^{钱半}
光杏仁^{三钱}　真川贝^{钱半}　炙桂枝^{三分}　东白芍^{三钱}
炙甘草^{三分}

加白果肉^{三钱}，川郁金^{一钱}。

六一、子宫下坠

沈右　胞脬下坠、腰酸、带下较前均减，月事不转迄今三月，按脉沉数，姑以和中摄下为法。

炒潞党三钱　炒白术钱半　云茯苓四钱　制香附三钱，打　炒川断二钱　金毛脊四钱　炒柴胡四分　炒当归三钱　焦白芍三钱

加乌贼骨四钱，炙，菟丝饼三钱。

六二、疟后湿阻

朱左　疟后里热，脘满，咳呛痰沫，纳呆，形瘦神疲。湿郁阻气，分清失司，姑以疏中理气为治。

金沸草钱半，包　杜苏子三钱　粉前胡钱半　新会皮钱半　白杏仁三钱　真川贝钱半　炒枳壳钱半　白茯苓三钱　川郁金一钱

加砂仁壳四分，炒竹茹钱半。

六三、湿邪伤气

李左　遍体浮肿，腹膨囊胀，里热形黄，湿邪伤气，姑以疏化。

炙桑皮三钱　茯苓皮四钱　新会皮钱半　香橼皮二钱　大腹皮三钱　炒枳壳钱半　粉草薢三钱　海金沙四钱，包　制朴花一钱

加砂仁壳四分，官桂四分。

形寒身热，脘闷泛恶，盗汗神疲，姑以和卫调中为法。

芪皮三钱　防风钱半，同炒　白术钱半　茯苓三钱　陈皮钱半　法夏钱半　炒枳壳钱半　炒泽泻三钱　方通草四分

加淮小麦三钱，炒竹茹二钱。

六四、疟母攻动

杨右　疟后腹痛腰酸，带下心悸，月事衍期，眩晕脉弦。疟母攻动，姑以和脾疏肝为治。

炒丹参三钱　鸡血藤膏六分　制香附三钱，打　全当归三钱　焦白芍三钱　白川芎钱半　炒杜仲三钱　炒川断二钱　金毛脊四钱

加乌贼骨四钱，月季花三朵。

六五、腹满足肿

朱左　腹满如鼓，足肿里热，湿郁阻气，治以疏化。

沉香片四分　香橼皮二钱　新会皮钱半　茯苓皮四钱　大腹皮三钱　焦萎皮三钱　炒枳壳钱半　广木香四分　炒车前三钱

加白蔻仁四分，后入，官桂四分。

六六、中虚挟湿

姚左　寒热复作，脘满纳呆，神疲溺赤。中虚挟湿，运行失司，姑以疏和。

川石斛三钱　白茯苓三钱　新会皮钱半　法半夏钱半

益智仁^{钱半}　焦枳壳^{钱半}　沉香屑^{四分}　川郁金^{一钱}
炒泽泻^{三钱}

加白蔻仁^{四分，后入}，佛手^{钱半}。

六七、便溏足肿

俞右　里热骨蒸，形瘦内削，便溏足肿，纳呆神疲，脉形细数。病延经久，须善理之。

嫩芪皮^{钱半}　防风根^{钱半}　生於术^{钱半}　云茯苓^{三钱}
新会皮^{钱半}　仙半夏^{钱半}　焦枳壳^{钱半}　制香附^{三钱}
炒泽泻^{二钱}

加砂仁壳^{四分}，生谷芽^{四钱}。

六八、咳呛吐红

朱左　咳呛经久，曾经吐红，脉来弦细，姑以理肺降气为治。

黄防风^{钱半}　杜苏子^{三钱}　粉前胡^{钱半}　新会皮^{钱半}
法半夏^{钱半}　云茯苓^{四钱}　白杏仁^{三钱}　真川贝^{钱半}

冬瓜子三钱

加凤凰衣八分，款冬花钱半。

六九、腹满下痢

钱左　腹满如鼓，下痢后重，里热溺赤，姑以疏化。

焦冬术钱半　炒枳实二钱　法半夏钱半　新会皮钱半
焦蒌皮三钱　香橼皮二钱　茯苓皮五钱　大腹皮三钱
广木香四分

加沉香片四分，官桂六分。

七〇、中虚失运

南老相　症情渐逸，惟胃纳未醒，按脉沉细。中气尚亏，运行失司，再以和脾健胃为法。

金石斛三钱　云茯苓三钱　新会皮钱半　仙半夏钱半
炒谷芽四钱　炒泽泻三钱　益智仁钱半　沉香曲二钱
广木香四分

加砂仁末^{四分}，后入，代代花^{四分}。

七一、腹痛血痢

施左　劳伤肝脾，腹痛血痢，脘胀结瘀，里热形瘦，恐延中满，姑以疏和。

炒於术^{钱半}　茯苓皮^{四钱}　扁豆皮^{炒，三钱}　新会皮^{钱半}　制香附^{三钱}　焦白芍^{三钱}　黑地榆^{三钱}　槐米炭^{三钱}　炙甘草^{三分}

加煨木香^{四分}，后入，椿根皮^{三钱，炒}。

七二、腹满结瘀

吴左　腹满如鼓，结瘀攻痛，囊足皆肿，便结溺少，里热形瘦，势难支持，慎之。

焦冬术^{钱半}　淡吴萸^{四分}　煨益智^{钱半}　制香附^{三钱}　新会皮^{钱半}　制半夏^{钱半}　焦枳壳^{钱半}　大腹皮^{三钱}　茯苓皮^{四钱}

加白蔻仁^{四分}，后入，官桂^{四分}。

腹满脘胀、结痞皆松，足萎酸痛，再以和脾疏肝为治。

生於术钱半　茯苓皮四钱　扁豆皮三钱，炒　新会皮钱半　香橼皮二钱　焦萎皮三钱　焦枳壳钱半　制香附三钱　焙木瓜二钱

加砂仁壳四分，官桂四分。

七三、腹胀结痞

朱左　脘腹膨胀，结痞攻痛，形瘦纳呆，脉形濡数，暂以和脾理气为法。

炒於术钱半　淡吴萸四分　煨益智钱半　茯苓皮三钱　大腹皮三钱　香橼皮三钱　制香附三钱　炒朴花一钱　炒泽泻三钱

加砂仁壳四分，广木香四分。

七四、咳呛吐红

张左　咳呛气逆，吐红屡发，今则尤甚，里热

脉数，肝肺络伤，姑以疏降。

南沙参三钱　杜苏子三钱　紫降香四分　茜草根三钱，炒　白杏仁三钱　真川贝钱半　怀膝炭三钱　墨旱莲三钱　辰茯神四钱

加参三七四分，藕节炭四钱。

七五、气郁化火烁金

蔡右　咳呛气逆，痰黏不爽，胸胁络痛。此由气郁化火，上烁肺金，肺失清肃所致，姑以和中降气为治。

南沙参三钱　旋覆花钱半，包　煅代赭四钱　杜苏子三钱　新会皮钱半　白杏仁三钱　真川贝钱半　云茯苓四钱　怀牛膝二钱，盐水炒

加凤凰衣八分，银杏肉三钱，打。

七六、中脘积痞

龚左　中脘积痞，按之坚硬，欲胀欲痛，里热

形瘦，二便不爽。此由肝脾不和，运行失司所致，姑以和中理气为法。

生於术^{钱半} 淡吴萸^{四分} 煨益智^{二钱} 制香附^{三钱} 新会皮^{钱半} 制半夏^{一钱} 焦枳壳^{一钱} 沉香片^{四分} 香橼皮^{二钱}

加白蔻仁^{四分，后入}，佛手^{钱半}。

七七、肝脾不和

戴左　腹满作胀、坚硬皆松，溺赤亦淡，按脉沉弦。肝脾不和，运行失职，治宜疏肝理气、和脾化湿为法。

炒於术^{钱半} 茯苓皮^{三钱} 香橼皮^{三钱} 新会皮^{钱半} 焦萎皮^{三钱} 大腹皮^{三钱} 焦枳壳^{钱半} 沉香片^{四分} 广木香^{四分}

加砂仁壳^{四分}，官桂^{六分}。

七八、肝脾不和

高右　脘胀结瘕，腹痛便溏，里热纳呆，按脉弦细。肝脾不和，运行失司，姑以和中理气为法。

沉香片五分　香橼皮二钱　新会皮钱半　法半夏钱半　焦枳壳钱半　广木香四分　川郁金一钱　金铃子三钱　元胡索二钱

加佛手钱半，玫瑰花三朵。

七九、泄　泻

沈左　腹痛泄泻，久而不已，形黄里热，姑以和中收涩为治。

炒於术钱半　云茯苓三钱　新会皮钱半　御米壳炒，三钱　诃子皮二钱，炒　炮姜炭四分　黑地榆三钱　槐米炭三钱　炙甘草三分

加煨木香四分，后入，石莲肉四钱，打。

八〇、腹痛泄泻

吕幼　腹痛肠鸣、泄泻里热、汗多均减，按脉沉数，纳呆口渴。恐延慢惊脾，姑以和中分利为法。

炒於术钱半　云茯苓三钱　扁豆皮三钱, 炒　新会皮一钱　御米壳三钱, 炒　诃子皮钱半, 炒　南楂炭二钱　炒车前三钱　炙甘草三分

加煨木香四分, 后入，钩藤三钱, 后入。

八一、失血吐泻

吴左　阴阳络伤，失血，上吐下泻，腹膨作胀结瘩，姑以和中调营为法。

川楝肉三钱　元胡索二钱　制香附三钱　炒归头三钱　炒白芍三钱　南楂炭三钱　茜草根三钱, 炒　参三七四分　黑地榆三钱

加椿根皮三钱, 炒，卷柏炭三钱。

八二、咳嗽心悸

陈左　盗汗渐减，惟咳嗽痰多，气急心悸，四肢无力，惊惕肉瞤，按脉濡细。正气尚亏，再以和中理肺为法。

炒潞党钱半　旋覆花钱半，包　杜苏子三钱　粉橘络钱半　辰茯神四钱　甜杏仁三钱　真川贝钱半　东白芍三钱　白石英三钱

加冬瓜子三钱，凤凰衣八分。

八三、病后湿阻

陆右　病后面浮足肿，里热纳呆，形黄，湿邪阻气，治以分泄。

川石斛三钱　茯苓皮三钱　扁豆皮三钱，炒　新会皮钱半　霞天曲钱半，炒　制朴花一钱　炒枳壳钱半　炒泽泻三钱　方通草四分

加砂仁壳四分，官桂四分。

八四、湿阻肝脾不和

熊左　腹满如鼓，面浮足肿，里热形黄，脘胀纳呆，湿邪阻气，肝脾不和，姑以疏中理气为法。

焦冬术^{钱半}　淡吴萸^{四分}　煨益智^{钱半}　制香附^{三钱，打}　新会皮^{钱半}　制半夏^{钱半}　焦枳壳^{钱半}　大腹皮^{三钱}　制朴花^{钱半}

加白蔻仁^{四分}，官桂^{六分}。

八五、腹满纳呆

卜左　湿邪阻气，脘满纳呆，里热溺赤，按脉沉数，姑以疏中渗湿为法。

杧藿梗^{钱半}　香青蒿^{钱半}　新会皮^{钱半}　法半夏^{钱半}　焦枳壳^{钱二}　全瓜蒌^{三钱}　大腹皮^{三钱}　沉香屑^{四分}　南楂炭^{三钱}

加白蔻仁^{四分}，后入，佛手^{钱半}。

八六、气虚挟湿

庄左　脱力伤气，气虚挟湿，湿郁化热，以致形瘦里热，中满溺黄，姑以和脾渗湿为法。

生於术钱半　茯苓皮四钱　扁豆皮三钱，炒　新会皮钱半　法半夏钱半　香橼皮二钱　大腹皮三钱　炒枳壳钱半　炒泽泻三钱

加白蔻仁四分，后入，官桂四分。

八七、咳呛心悸

程左　咳呛痰沫，里热盗汗，眩晕头蒙，心悸少寐，姑以和卫理肺为治。

嫩西芪三钱　防风根钱半，同炒　生白术钱半　辰茯神四钱　新会皮钱半　杜苏子三钱　白杏仁三钱　真川贝钱半　云茯苓三钱

加辰灯心数寸，淮小麦三钱。

八八、咳呛吐红

蔡左　寒热咳呛，气逆吐红，按脉弦数，先以清降。

杜苏子三钱　紫降香五分　茜草根三钱，炒　怀膝炭三钱　白杏仁三钱　真川贝钱半　川郁金一钱　参三七四分　辰茯神四钱

加藕节炭四钱，仙鹤草钱半。

八九、湿邪中焦

王左　腹膨如鼓，便溏溲少，形黄里热，脉形弦数，湿邪阻气，气化不宣，暂以理气疏中为法。

生於术钱半　茯苓皮五钱　扁豆皮三钱，炒　新会皮钱半　炙桑皮四钱　大腹皮三钱　制香附三钱　焦白芍三钱　炒车前三钱

加海金沙四钱，包，荸荠干一握。

九〇、腹膨足肿

郭左　脘痞腹膨，面黄足肿，便溏溲赤，脉形细数，暂以疏中渗湿为法。

生白术_{钱半}　带皮苓_{四钱}　粉猪苓_{二钱}　炒泽泻_{三钱}　新会皮_{钱半}　香橼皮_{二钱}　大腹皮_{三钱}　制小朴_{一钱}　炒车前_{三钱}

加白蔻仁_{四分，后入，}官桂_{六分}。

九一、脘闷呕吐

金左　寒热已淡，惟脘闷呕吐，便溏溺赤，脉形弦数，治以和胃疏中为法。

川石斛_{三钱}　云茯苓_{三钱}　新会皮_{钱半}　制半夏_{钱半}　焦枳壳_{钱半}　炒竹茹_{二钱}　东白芍_{三钱}　川郁金_{八分}　炒泽泻_{三钱}

加白蔻仁_{四分，后入，}鲜佛手_{一钱}。

九二、胃失和降

陆左　症情渐入佳境，按脉沉细而弦。中焦脾胃升降未和所致，再以和胃疏中、柔肝理气为法。

金石斛三钱　云茯神三钱　法半夏钱半　新会皮钱半　炒枳壳钱半　全瓜蒌三钱　朱滑石四钱　炒泽泻二钱　大腹皮三钱

加白蔻仁四分，后入，佛手一钱。

九三、腹膨结痞

朱左　腹膨结痞，便溏溺少，形瘦脉弦，肝脾未协，再以和脾理气为法。

焦於术钱半　茯苓皮五钱　扁豆皮炒，三钱　新会皮钱半　香橼皮钱半　焦蒌皮三钱　焦枳壳钱半　制香附三钱　朱滑石四钱

加海金沙四钱，包，淡竹叶二钱。

九四、白 痦

龚右　寒热不止，身发白痦，舌苔薄白，脉来弦紧。此由邪滞未楚，再以和渗。

生於术一钱　桑白皮二钱　广藿香钱半　粉猪苓二钱
新会皮钱半　制半夏一钱　沉香曲二钱　方通草三分
炒谷芽三钱　川郁金钱半　连皮苓三钱　绿滑石三钱

加鲜荷叶尺许，淡竹叶钱半。

九五、血虚风动 络脉失养

徐　眩晕得止，肩髃酸痛较前稍愈。向有肠风腹痛，可知血虚风动，络脉失养所致，再以养营通络为法。

生绵芪三钱　香桂皮三分　海桐皮三钱　片姜黄六分
秦艽肉钱半，炒　当归身三钱　宣木瓜钱半　制香附三钱
炒白芍三钱

加桑梗四钱，丝瓜络三寸。

九六、中气内亏

陶左　咳嗽喘逆，至夏尤甚，脉来沉细，中气内亏，再以和中降气为法。

南沙参三钱　旋覆花钱半，包　煅代赭四钱　粉前胡钱半　杜苏子三钱　云茯苓四钱　冬瓜子三钱　白杏仁三钱　沉香屑四分

加凤凰衣八分，炒竹茹二钱。

九七、肝脾不和

沈左　肿胀颇退，气逆亦平，胃纳渐醒，按脉沉细，肝脾未协，再以疏和。

生於术钱半　茯苓皮四钱　新会皮钱半　香橼皮二钱　焦萎皮三钱　扁豆皮三钱　川石斛三钱　炒谷芽四钱　方通草四分

加路路通三枚，官桂四分。

九八、月事先期

曹右　月事先期，临行腹胀，腰酸带下，脘胀纳呆，按脉沉弦。此由肝脾失统，冲任不和所致，姑以和营调气为治。

炒丹参三钱　鸡血藤膏六分　制香附四钱，打　炒归身三钱　焦白芍三钱　白川芎钱半　川楝肉三钱　元胡索二钱　广木香四分

加金毛脊四钱，去毛，北艾绒五分，炒。

症情前述，毋庸再赘。

炒白术钱半　云茯苓三钱　炙甘草三分　炒柴头四分　炒归身三钱　焦白芍三钱　黑山栀钱半　炒丹皮钱半　制香附四钱，打

加鸡血藤膏八分，乌贼骨四钱，炙。

九九、咳　呛

沈左　单疟得止，咳呛亦减，胃纳渐醒，按脉

濡数，此由湿郁化热，上烁肺金，肺失清肃所致。
再拟和中理肺为法。

北沙参三钱　川石斛三钱　云茯苓四钱　新会皮钱半
叭哒仁三钱　真川贝钱半　海浮石三钱　杜苏子三钱
方通草四分

加枇杷叶三张，去毛，银杏肉三钱。

一〇〇、疳　积

祝左幼　腹膨作胀，结痞攻动，肠风便溏，形
瘦里热。肝脾不和，运行失司，渐成疳积，姑以
疏和。

生於术钱半　茯苓皮三钱　扁豆皮三钱，炒　新会
皮一钱　大腹皮三钱　焦萎皮三钱　炒枳壳钱半　南楂
炭三钱　广木香四分

加砂仁壳四分，红枣三枚，炒。

一〇一、肝脾不和

严右　气郁伤肝，肝脾不和，运行失司，以致脘腹膜胀，里热纳呆，形瘦肉消，姑以和中抑木为法。

生於术钱半　茯苓皮三钱　扁豆皮三钱，炒　新会皮钱半　香橼皮钱半　焦蒌皮三钱　炒枳壳钱半　白杏仁三钱　象贝母二钱

加玫瑰花三朵，鲜佛手一钱。

一〇二、血风疮

汪幼　血风疮，燥裂发痒，按脉沉数，湿热化燥，营虚风动所致，姑以养营息风为法。

炒生地四钱　炒当归三钱　炒丹皮二钱　秦艽肉钱半　虱胡麻三钱　白地菊钱半　炙豨莶四钱　白蒺藜三钱　粉甘草三分

加银花炭二钱，侧柏叶三钱，炒。

一〇三、便溏脘痛

张幼　先后两天不足，脾不健运，以致面浮形瘦，便溏脘痛，脉形沉数。暂以和脾理气为法。

生於术^{戴半} 淡吴萸^{四分} 煨益智仁^{钱半} 新会皮^{钱半}
茯苓皮^{三钱} 大腹皮^{三钱} 制香附^{三钱} 焦白芍^{三钱}
御米壳^{三钱，炒}

加煨木香^{四分}，范志曲^{三钱}。

一〇四、顽皮风

沈右　顽皮风，燥烈不堪，近兼寒热，腰酸带下，月事不转，暂以和中调气为法。

沉香片^{四分} 香橼皮^{二钱} 新会皮^{钱半} 大腹皮^{三钱}
焦萎皮^{三钱} 茯苓皮^{三钱} 焦枳壳^{钱半} 川楝肉^{三钱}
元胡索^{钱半}

加鲜佛手^{钱半}，白杏仁^{四钱}。

一〇五、怀孕腹满

吴右　怀妊腹满脘胀，寒热纳呆，按脉浮紧，姑以疏解。

苏梗_{钱半}　广藿_{钱半}　青蒿_{钱半}　兰茝_{钱半}　陈皮_{钱半}　枳壳_{钱半}　川石斛_{三钱}　云茯苓_{三钱}　制香附_{三钱}

加砂仁壳_{四分}，鲜佛手_{钱半}。

一〇六、病久下痢

陈左　病久原虚，曾经失血，近兼腹痛，下痢色红，里急后重，形瘦里热，姑以和中分利为法。

生於术_{钱半}　茯苓皮_{三钱}　扁豆皮_{三钱}　新会皮_{钱半}　制香附_{三钱}　香连丸_{六分}　子芩炭_{钱半}　焦白芍_{三钱}　南楂炭_{三钱}

加焙红枣_{三枚}，卷柏炭_{三钱}。

一〇七、单　疟

伯英　但热不寒，此名单疟。气逆痰喘，吐红甚多，按脉沉数。此由正虚邪实，恐难支持，须直扶之。

香青蒿^{钱半}　广藿香^{钱半}　干兰草^{钱半}　新会皮^{钱半}　白杏仁^{三钱}　真川贝^{钱半}　川石斛^{三钱}　辰茯神^{三钱}　朱滑石^{三钱}

加参三七^{六分}，藕节炭^{四钱}。

一〇八、滑　精

蒋左　向有滑精，今兼咳呛，痰黏不爽，里热脉数。阴虚火旺，肺金受烁，清肃失司，姑以和阴清火为法。

南沙参^{三钱}　川石斛^{三钱}　辰茯神^{三钱}　粉橘络^{钱半}　白杏仁^{三钱}　真川贝^{钱半}　冬瓜子^{三钱}　海浮石^{三钱}　白石英^{二钱}

加凤凰衣_{八分}，银杏肉_{三钱}。

一〇九、偏产恶露

朱右　偏产以来，恶露甚微，按脉沉数，里热脘满，姑以疏中祛邪为法。

炒丹参_{二钱}　炒当归_{三钱}　焦白芍_{三钱}　白川芎_{一钱}
制香附_{三钱}　南楂炭_{三钱}　炒杜仲_{三钱}　炒川断_{三钱}
荆芥炭_{钱半}

加茺蔚子_{三钱}，鲜佛手_{钱半}。

一一〇、寒热往来

杨右　寒热往来无序，周身络脉酸痛，脘满气攻作胀，月事两载不转，姑以和卫通络为法。

嫩芪皮_{三钱}　防风根_{钱半，同炒}　炒白术_{钱半}　炙桂枝_{四分}　东白芍_{三钱}　炙甘草_{三分}　制香附_{三钱}　炒枳壳_{钱半}
广木香_{四分}

加白蔻仁_{四分}，鲜佛手_{钱半}。

一一一、下 痢

许左　腹痛血痢、里急均减，再以和中涩下为法。

炒於术钱半　白茯苓三钱　扁豆皮三钱，炒　制香附三钱　焦白芍三钱　新会皮钱半　御米壳三钱，炒　黑地榆三钱　炒魂米三钱

加煨木香九分，后入，卷柏炭三钱。

一一二、咳呛喘逆

戚左　咳呛喘逆已将数月，今似尤甚，按脉沉细。此由湿痰阻气，肺气上逆所致，姑以疏降。

南沙参三钱　旋覆花钱半，包　煅代赭四钱　杜苏子钱半　新会皮钱半　甜杏仁三钱　真川贝钱半　云茯苓四钱　款冬花钱半

加凤凰衣一钱，银杏肉三钱。

一一三、目赤足酸

王左　始而目赤，继以两足酸痛，逢骱尤甚，按脉沉数，湿热下注所致，姑以渗湿通络。

桑寄生三钱　香橼皮钱半　秦艽肉钱半　宣木瓜二钱　五加皮钱半　川牛膝二钱　连翘壳三钱　川石斛三钱　带皮苓四钱

加青木香八分，络石藤三钱。

《随身听中医传世经典系列》书目

四、本草方论类

本草备要

神农本草经百种录

神农本草经读

太平惠民和剂局方

汤头歌诀

医方集解

校正素问精要宣明论方

五、外科类

外科正宗

疡科心得集

洞天奥旨

六、妇科类

女科百问

女科要旨

傅青主女科

七、儿科类

小儿药证直诀

幼幼集成

幼科推拿秘书

八、疫病类

时病论

温疫论

温热经纬

温病条辨

九、针灸推拿类

十四经发挥

针灸大成

十、摄生调养类

饮膳正要

养生四要

随息居饮食谱

十一、杂著类

内外伤辨惑论

古今医案按

石室秘录

四圣心源

外经微言

兰室秘藏

血证论

医门法律

医林改错

医法圆通

医学三字经

医学心悟

医学启源

医学源流论

医宗必读

串雅内外编

证治汇补

扁鹊心书

笔花医镜

傅青主男科

脾胃论

儒门事亲

获取图书音频的步骤说明：

1. 使用微信"扫一扫"功能扫描书中二维码。
2. 注册用户，登录后输入激活码激活，即可免费听取音频（激活码仅可供一个账号激活，有效期为自激活之日起 5 年）。

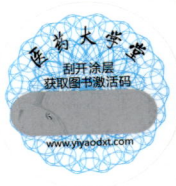

上架建议：中医·古籍

ISBN 978-7-5214-2975-6

9 787521 429756 >

定价：23.00 元